前向きアトピーライフ

石黒和守
ISHIGURO KAZUMORI

幻冬舎 MC

〝前向き〟アトピーライフ

はじめに

かゆみや肌荒れ……アトピー性皮膚炎は多くの患者にとって、精神的にも肉体的にも大きな負担を与える、非常に厄介な疾患です。乳児期はかゆみで夜泣きがひどくなり、幼児期になれば食事制限が始まることもあります。学童期や青年期には肌荒れによって見た目に悩まされ、かゆみによって集中を欠き学業への影響が懸念されます。成人期になれば症状が自然と改善されるということはめったになく、生涯にわたって慢性的なかゆみや肌荒れと付き合っていかなければなりません。

また、症状は幼少期から成長とともに変化するため、年代によって対処法が異なるのも頭を悩ます種です。

皮膚科専門医として多くのアトピー性皮膚炎患者を診てきた私自身も、幼少期からアトピー性皮膚炎に悩まされてきた一人です。皮膚科での治療だけでなくさまざまな民間療法も試しましたが、結局は悪化するだけのことが多く、かゆくて夜も眠れず、なぜ自分だけがこんな思いをしているのかと、アトピー性皮膚炎を恨む日々を過ごしていました。

しかし、長年にわたりアトピー性皮膚炎とともに歩み、正しいと思える対処法を一つずつ見つけ、根気よく実践したことで、少しずつ前向きになれました。そして今では、アトピー性皮膚炎であることで、「痛みの分かる医者」ならぬ「かゆみの分かる医者」として、患者さんのかゆみがいかにつらいものかが理解できることを利点だと思えるようになりました。

現時点で、アトピー性皮膚炎を完治させる治療法は見つかっていません。しかし、私自身がそうであったように、年代別に正しい処置を行うことで、かゆみや見た目の悩みも最小限に抑えることができ、より前向きに生活することができます。

本書では、アトピー性皮膚炎に苦しむすべての年代の患者や、アトピー性皮膚炎の子どもを持つ保護者に向けて、各年代に適した正しい保湿やアレルゲンの除去など、私のクリニックで実際に取り入れている効果的な対処方法を紹介します。また私が小学生の時に飼っていた愛犬が登場する「太助の犬聞録」コラムでは、医学的エビデンスに基づいたもののみならず、私自身が経験してきたからこそ分かる精神面への対処法として、心をリラックスさせる方法やメンタルケアについても紹介していきます。

アトピー性皮膚炎とともに生きる人々が、少しでも快適に、そして前向きに日々を過ごせるよう、私の知識と経験をこの一冊にまとめました。本書が、アトピー性皮膚炎と上手に付き合い、より良い生活を送るための一助となることを願っています。

目次

第1章　アトピー性皮膚炎について押さえておきたい基礎知識

第2章

【乳児・幼児期】0〜5歳
徹底したスキンケアがアトピーの重症化を防ぐ
乳児・幼児期の治療と家庭でのケア

第3章

【学童期】6～12歳 精神的ストレスによる重症化に要注意 学童期の治療と家庭でのケア

第4章

【青年期】13~22歳 精神面を安定させ「汗活」で症状をセルフコントロール 青年期の治療と家庭でのケア

第5章

【成人・壮年期】23～64歳 生活習慣の乱れが重症化のリスクに 成人・壮年期の治療と家庭でのケア

第6章

【老年期】65歳～
免疫の低下による感染症の合併を防ぐ
老年期の治療と家庭でのケア

第7章

定期的な受診と正しい知識により、自らのペースで治療を継続する

第1章

アトピー性皮膚炎について押さえておきたい基礎知識

アトピー性皮膚炎の患者数は12年間で約3・5倍に増加

アトピー性皮膚炎の患者数は年々増加傾向にあります。厚生労働省の「患者調査」によると、患者数は2008年の35万人から2020年には125万人と12年間で約3・5倍になっています。

アトピー性皮膚炎は、症状が長期化しやすく患者の年齢によって変化します。一般に生後1カ月から2カ月頃の乳幼児の時期に発症しやすく、頭皮や耳、頬や口の周りなどに湿疹や炎症が表れます。学童期になると乳幼児の時期に比べて皮膚は乾燥し、顔の皮疹《ひしん》は減り、子どもによっては首、わきの下、ひじの裏、ひざの裏などの体の関節部の内側の汗の溜まりやすい部位に皮疹が表れるようになります。そして青年期になって症状が悪化すると、全身の皮膚が乾燥して厚くなり（苔癬化《たいせんか》）、赤ら顔になって（赤鬼様顔貌）治すのが困難になります。皮膚が厚く硬くなるのは、皮膚の防御反応によるものです。さらに年齢を

図01　アトピー性皮膚炎の重症度別割合

調査年度：2000～2002年度 対象集団：1歳6カ月児から大学生のアトピー性皮膚炎症例の重症度別割合 (n=22,291)	調査年度：2006～2008年度 対象集団：東京大学、近畿大学、旭川医科大学の3大学の職員健診によるアトピー性皮膚炎症例の重症度別割合 (n=2,137)

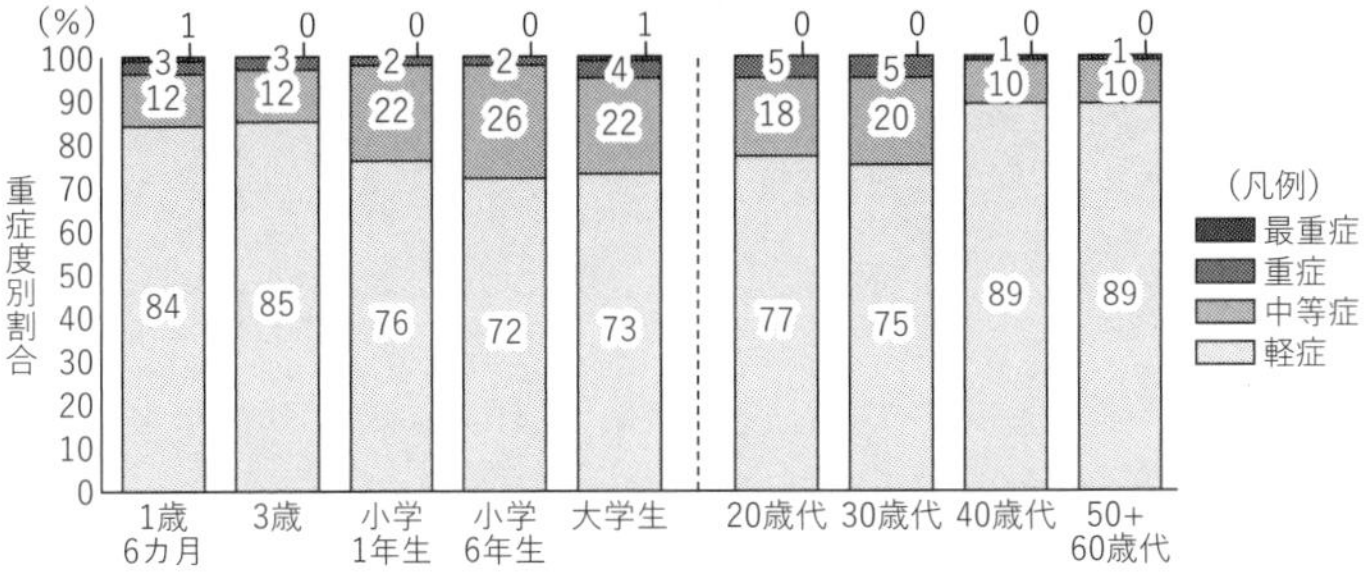

出典：一般社団法人日本アレルギー学会／
公益社団法人日本皮膚科学会アトピー性皮膚炎診療ガイドライン作成委員会
アトピー性皮膚炎診療ガイドライン 2021. アレルギー . 2021; 70:1257-1342. 他一部の改変

重ねて皮膚の乾燥が進むと完全に鱗《うろこ》状へと変化することもあります。成長とともに症状が改善することもありますが、経過は人によって大きく異なり、ストレスや物理的な刺激、さまざまな環境要因などによって症状が悪化することがあります。

東京大学・近畿大学などの共同研究によると、全体の7割以上を軽症患者が占めており、1～2割は中等症、さらに数%の重症、最重症患者がいます。傾向として、乳幼児期および40代以降は軽症患者が多く、学童期から20代、30代にかけて中等症や重症、最重症の割合が増えると

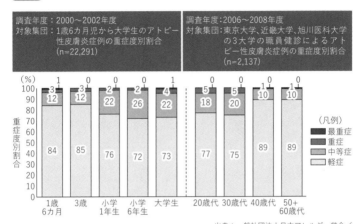

いう結果があります。つまり、治療を怠ると長期にわたり病気に苦しむことになるのです。

アレルギーとアトピーは似て非なるもの

よくアトピー性皮膚炎をアレルギー症状の一種と混同する人がいますが、これらは似て非なるものです。アレルギー性皮膚炎は、体内にアレルゲンなどの異物が侵入したとき、異物を取り除こうと防御する免疫反応によって炎症が起こります。確かに、アトピー性皮膚炎の患者でも、人体に無害な物質やごく微量の異物に対しても反応してしまい炎症が起こるケースがあります。

しかし、アトピー性皮膚炎の原因は、それだけではありません。皮膚は上層から角質層、表皮、真皮、皮下組織となっており、正常な皮膚は角質層がバリアとなって細菌やアレルギー物質の侵入を防いでいます。しかし、皮膚バリア機能を構成する重要な因子である「フィラグリン」というタンパク質は、生まれつきの体質により数が少ない人がいます。そのような人は、別の皮膚疾患などで炎症が起こると皮膚バリア機能が低下してアトピー性皮膚炎になることが分かっています。また皮膚バリア機能は強くかきむしることでも低下します。特定物質により引き起こされるアレルギー性皮膚炎と違い、アトピー性皮膚炎の要因は一つではないのです。

医療の現場でも過去には、乳幼児におけるアトピー性皮膚炎は食物によるアレルギーが原因ではないかと考えられていた時期がありました。その当時は、アレルギー検査をしたうえで、乳幼児に対して厳しい食事制限が課されていたのです。

しかし、2008年になって「二重抗原曝露《ばくろ》」という仮説が発表され、皮膚から体内に入るとアレルギーになる（経皮感作）のに対して、逆に腸から吸収されるとアレルギーが抑えられる（経口免疫寛容）と分かってきました。同じアレルギー物質であっても、皮膚から侵入した場合はアレルギー反応を起こすのに対して、食事と一緒に口から侵入した場合はアレルギー反応が起こりにくいことが分かったのです。そのため、今では過度な食事制限はしない考え方が主流です。ある程度の制約はあるにしても、度がすぎる食事制限はむしろ成長を阻害する要因になるとされ、現在では推奨されていません。

かゆみの原因や皮膚バリア機能低下のメカニズムは未解明

アトピー性皮膚炎で患者を苦しめる一因がかゆみです。アトピー性皮膚炎のかゆみは、強いだけでなく持続時間が長く、夜間に表れやすいことが特徴です。そのため、患者の多くは睡眠不足に悩まされます。また、熱や衣服との少しのこすれなど、通常では何も感じない程度の刺激でかゆみが生じる過敏症状もよく見られます。患者によっては出血が生じてもかき続けるなど、日常生活に大きな支障をきたします。

かゆみの原因やメカニズムについては、まだ解明されていません。一説では、炎症を起こしている皮膚から生成される特殊なタンパク質が原因の一つとされています。また、皮膚バリア機能異常がなぜ起こるかということについても明確には分かっていません。生まれつきの遺伝子異常によりバリア機能の低下が見られる人がいますが、全体の約3割にすぎません。残りの7割については説明できないのです。遺伝子異常がない人であっても、周囲の環境などが好ましくない状態、例えばハウスダストやダニなどによってアレルギーを発症すると、皮膚バリア機能が著しく低下します。現時点では、皮膚バリア機能異常とアレルギー、患者がかくことによる症状悪化という複合的な要因によってアトピー性皮膚炎が起こるという「三位一体説」が有力視されています。

アトピー性皮膚炎は危険な合併症の引き金になる

アトピー性皮膚炎そのものは命に直接関わる病気ではありませんが、合併症が出ると重い障害につながります。合併症の原因は、アトピー体質や環境要因などが挙げられ、角結膜炎や円錐《えんすい》角膜、白内障、網膜剥離といった目の合併症にかかる可能性が高いのです。なかでも白内障や網膜剥離は、重度の視力障害になる危険性があるため注意が必要です。

また、アトピー性皮膚炎を長期間患うリスクとして、「アトピーマーチ」もあります。アトピー性皮膚炎の患者がアレルギー疾患を次々と発症する様子を「行進曲（マーチ）」にたとえたものです。アトピーマーチは乳幼児に発生することが多く、患者は食物アレルギーや気管支喘息《ぜんそく》、アレルギー性鼻炎などのアレルギーを次々と発症します。また、乳幼児期のアトピー性皮膚炎は重症度が高いほど、ほかのアレルギー疾患の発症リスクも高くなります。中等症以上のアトピー性皮膚炎に罹患すると、4カ月程度で食物アレルギーの発症リスクが高くなるといわれています。アトピー性皮膚炎の重症度に応じて、その後の気管支喘息やアレルギー性鼻炎の発症にも正の相関があるとされています。これらも早期の治療が肝心です。

民間療法ではなく医療機関を頼るべし

アトピー性皮膚炎は合併症のリスクがあり再発しやすいのが特徴で、治療は難しく長期におよぶ場合もあります。そのため医療機関で治療を受けたが改善したという実感が得られず、インターネットやSNSの不確かな情報をうのみにして誤った民間療法を選ぶ人もいます。

皮膚科医である私自身も実は幼少期からアトピー性皮膚炎に悩まされてきました。そのため、昔は早く治したくて民間療法を多く試しましたが、症状はむしろ悪化しました。民間療法のなかには「おばあちゃんの知恵」のような昔からの方法で効果がみられるケースもあります。しかし、アトピー性皮膚炎は、そういった付け焼刃のような手段では決して改善しません。

アトピー性皮膚炎の治療には、臨床試験の結果を基に作成されたガイドラインが設けられていて、多くの医療機関がその内容を基に医療方針を定めています。ガイドラインが示す治療法は、患者の安全が第一に考えられ、副作用のリスクを最小限に抑えながら、その有効性が科学的に証明されているからです。アトピー性皮膚炎を本気で治したいのであれば、信頼のおける医療機関を受診することが安心して治療に臨むうえで最良の選択です。

患者が持つ将来の目標に応じて治療方針を定める

ひと口に治療といっても、患者ごとに治療方針は異なります。アトピー性皮膚炎は、患者や年齢で症状が異なりますし、治療方法によっては効果が高くても苦痛や精神的負担を伴う場合があります。患者自身が満足する治療を受けるには、医師とのコミュニケーションが欠かせません。

　私も治療方針などを定める際には患者との対話を重視します。対話を通して治療方針が定めやすくなるからです。例えば、「かゆみを抑えて、ぐっすり眠れるようにしたい」という悩みであれば、快適な生活が送れるよう根治を目指す長期的な治療方針が必要です。その患者が治療する過程で結婚を決めたのならば、「式までに服から出る部分をしっかり治そう」と見た目を改善する対症的な治療方針に切り替えます。つまり、患者の希望や目標に応じて、治療方針を変えるのです。

　実際の治療では、段階を踏んで細かく治療方法を変えていきます。よく私は治療を登山にたとえます。登山初心者が最初から超難関のエベレストを目指すことはまずありません。はじめは難易度が低い山を目標にするはずです。アトピー性皮膚炎における私の治療方法も同様です。登山者が成功経験を少しずつ重ねることでより難易度の高い山を目指すように、アトピー性皮膚炎の治療においても患者の症状に合わせて少しずつ治療方法を変えます。私はこのやり方を「ステップアップ式ゴール設定」と呼んでいます。

図02 ステップアップ式 ゴール設定

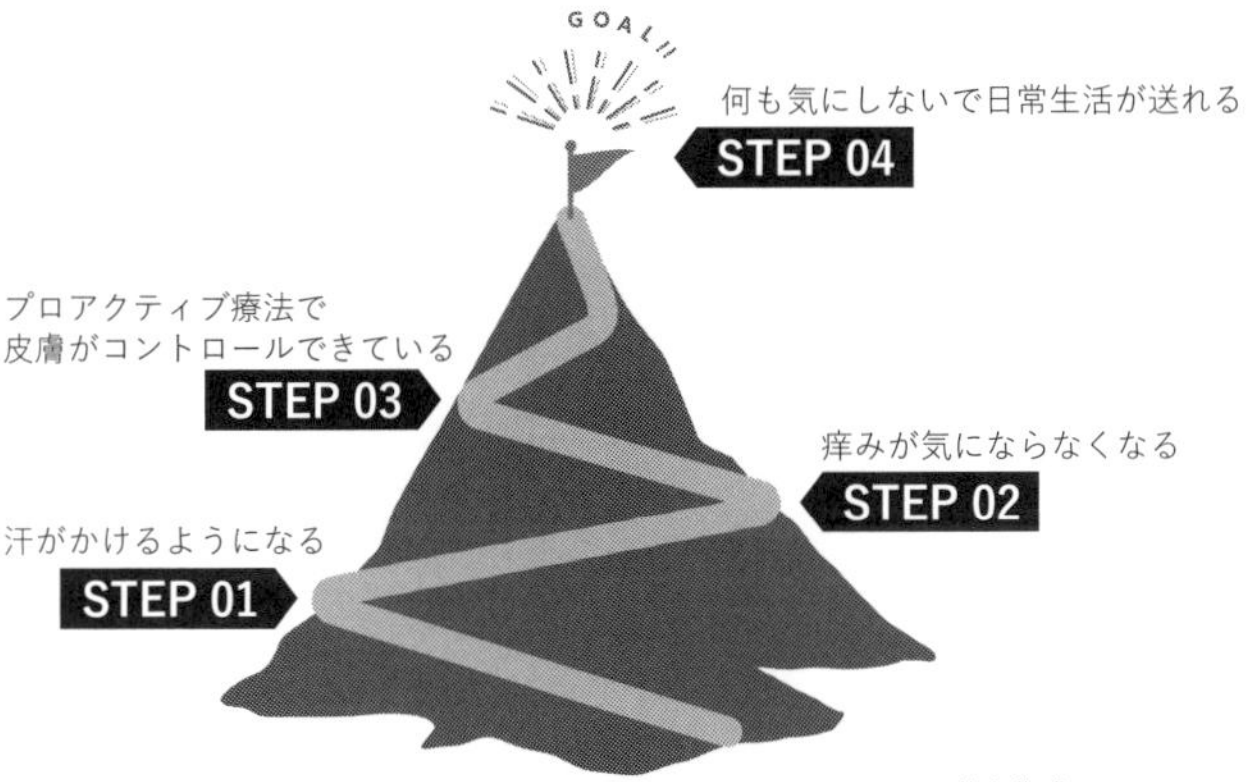

著者作成

ステップ① 汗をかいて皮膚を丈夫にすること

具体的には、まず患者に対して「汗をかけるようにすること」を促します。汗をかくことがなんの治療につながるのかと、驚く患者は多いです。実際、アトピー性皮膚炎の患者が汗をかくと、かいた汗が刺激となってかゆみが強くなることがあります。しかし最近の研究では発汗によって皮膚のバリア機能が強くなることが判明しています。汗や汗の中に含まれる「抗菌ペプチド」は化学物質などから皮膚や体内を守る働きがあり、汗をかくことは立派な治療になるのです。その際に、アトピー性皮膚炎の患者が発汗を怖れないようにケアすることが肝心です。

ステップ②　アトピー性皮膚炎のかゆみに慣れて日常生活を送る

十分に汗をかけるようになったら、次の段階である「かゆみを意識しないようにすること」という目標に切り替えます。アトピー性皮膚炎のかゆみは、かなり強く耐えがたいものがあるため、多くの患者にとって、この段階は困難を極めます。直接的な治療ではありませんが、かゆみが気にならなくなれば、精神的な安定が得られて日常生活が送りやすくなります。また、皮膚をかいてしまうことが減るので、症状の悪化を防ぐことができます。アトピー性皮膚炎の患者が今後快適な日常生活を送るには、必ず乗り越えなければならない試練なのです。

ステップ③　外用剤の長期使用に対する抵抗感をなくすこと

ステップアップ式ゴール設定の第3段階では、「プロアクティブ療法」による症状のコントロールに切り替えます。プロアクティブ療法とは、症状が出る前に予防として外用剤などの治療薬を使う方法のことです。症状が出てから薬を使用する治療法は「リアクティブ療法」と呼ばれます。これまでのアトピー性皮膚炎治療は、症状が出てから対応するリアクティブ療法が中心でした。しかし、アトピー性皮膚炎は再発することが多く、リアクティブ療法ではうまく病状をコントロールできないことがあります。つまり、再発を繰り返しやすいアトピー性皮膚炎の症状を、将来にわたって抑え込む治療法がプロアクティブ療法というわけです。

患者によっては「長期間のステロイド剤使用はリバウンドが起こるから嫌だ」と言って外用剤の長期使用を拒絶する場合があります。また、子どもの患者は時間の経過で症状が軽くなることがあり、親からすれば「もう治療は十分ではないか」と感じやすいようです。

しかし、アトピー性皮膚炎の肌は正常に見えても組織には炎症細胞が残っていて、再び炎症が起こりやすい状態にあります。完治する前に薬の使用をやめてしまったら、病気の悪化は火を見るより明らかです。ステップアップ式ゴール設定における最終段階は「何も気にしないで日常生活を送れる」ことですが、その直前の壁となるのがこうした長期に及ぶ外用剤使用への抵抗感です。アトピー性皮膚炎の経過を良好にするには避けて通れません。

多くの人が外用剤の長期使用を拒む原因はステロイドの副作用ですが、現在はステロイドをまったく使わないノンステロイド外用剤が登場しています。例えば、ステロイド外用剤の主な副作用として一時的な皮膚の萎縮が挙げられますが、ノンステロイド外用剤ではそのような心配がありません。ノンステロイド外用剤によるプロアクティブ療法は、長期に及ぶ治療でも患者への負担が小さい優れた治療方法なのです。

年代に応じた対処をすればアトピー性皮膚炎は克服できる

アトピー性皮膚炎を改善させるには早期の予防・治療が重要です。ただし、成人後の壮年期や老年期の患者でも対処方法がないわけではありません。治療薬の効果は向上しており、食事療法などを組み合わせることで症状のコントロールは十分可能です。プロアクティブ療法や新しい製剤などの登場により、私のクリニックに通う患者でも、それまでかゆくてまったく眠ることができなかったような患者が回復したり、汗も多くかけるようになったりするケースが増えています。個人のスキンケアにおいても環境は好転しています。例えば、新生児のときから保湿剤を利用すると、アトピー性皮膚炎を予防できることが研究で示唆されています。患者の年代に応じて、患者本人や周囲が適切に対処することがアトピー性皮膚炎を克服する鍵になるのです。

私自身もアトピー性皮膚炎を長年患いましたが、患者だからこそ得られた貴重な体験が数多くあります。これまでに得た知見を基に、本書で年代ごとの対処方法をまとめました。

第2章

【乳児・幼児期】0~5歳
徹底したスキンケアがアトピーの重症化を防ぐ
乳児・幼児期の治療と家庭でのケア

乳幼児期の早期診断・早期介入が症状の悪化を防ぐ

アトピー性皮膚炎は年代ごとに症状や対処法が大きく異なります。とりわけ乳児・幼児期は、アトピー性皮膚炎の患者にとって非常に重要な時期です。この時期に適切に対処するか否かが、将来的な健康への影響を及ぼすからです。

まず、アトピー性皮膚炎の症状についてですが、重症度に応じて軽症、中等症、重症、最重症の4段階に分けられます。軽症は皮膚に軽い赤みや乾燥がある状態を指し、中等症は強い炎症を伴う発疹が、体の1割未満の面積に見られる状態です。重症は強い炎症を伴う発疹《ほっしん》が体の約3割に見られる状態、そして最重症は強い炎症を伴う発疹が体の3割以上に見られる状態です。

乳児期の段階では軽症であることがほとんどです。乳児期は額や頰、頭などの乾燥から始まり、少しずつ皮膚が赤くなっていく傾向にあります。皮膚に現れる赤い斑点や発疹は紅斑《こうはん》と呼ばれ、次第にかゆみを伴うブツブツができて黄色い浸出液（傷を修復するための細胞の集まり）がにじみ出します。浸出液が乾くと細かい銀白色のかさぶたになり、最後はかさぶたがボロボロと落ちることが多いです。髪の毛の生え際から頭頂部にかけてジクジクした発疹も現れます。湿疹は非常に強いかゆみを伴うので、子どもは我慢できずかきむしってしまい、掻破痕《そうはこん》と呼ばれるひっかき傷があちこちにできます。

幼児期に入ると今度は皮膚が乾燥しやすくなり、毛穴の周りに「アトピックスキン」と呼ばれる小さなブツブツができます。耳が切れたり陰嚢《いんのう》にかゆみが生じたり、かかとなど足の裏の皮膚がひび割れたりするほか、顔に細かいかさぶたができてボロボロとこぼれ落ちるなどの症状も見られます。この段階になると、多くの親は子どものアトピー性皮膚炎を深刻にとらえるようになります。

実際に私は、アトピー性皮膚炎と診断された子どもを持つ親から「この病気になったのは遺伝子が原因でしょうか？」などと相談されることがよくあります。多くの親は、遺伝子によりアトピー性皮膚炎の症状が子どもの生涯にわたり続くことを恐れています。確かに、アトピー性皮膚炎の発症には遺伝因子が関係していますが、患者の環境も重要と考えられています。また、生後すぐの乳児がアトピー性皮膚炎になることは決してありません。

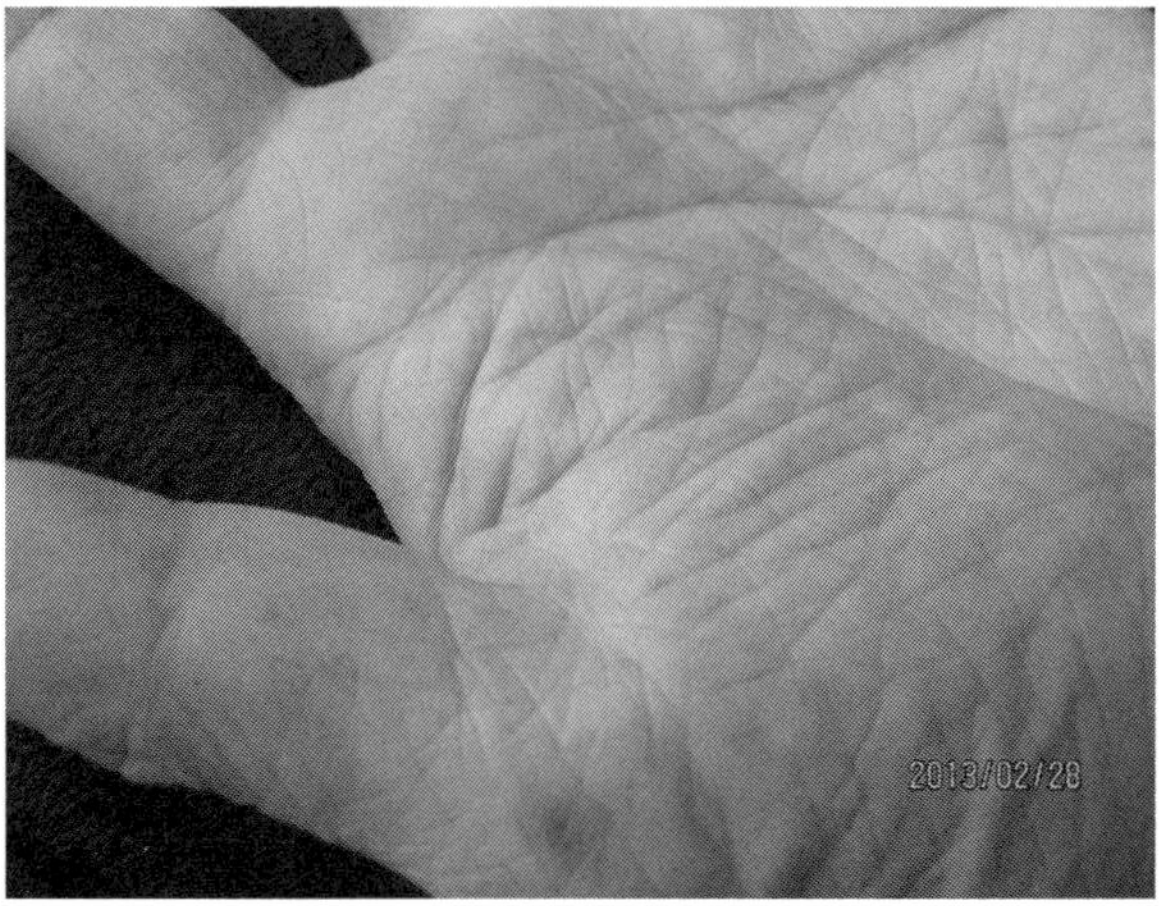

著者の手相。フィラグリン異常の人によく見られる、母指球(親指付け根にある丸いふくらみ)のしわの多さが目立つ

私も生後からしばらくは、ツルツルしたきれいな肌でした。実際、生まれつきフィラグリンがまったく作れない体質の患者であっても、スキンケアと正しい治療をすれば重症化を避けられるという報告があります。なお、フィラグリンの遺伝子の状態は、一部の施設が実施している検査で分かるほか、手のひらで判断することも可能です。親指の付け根にある丸いふくらみ(母指球)にシワが多いと、フィラグリン異常が多い傾向にあります。

また、爪から得られる情報もあります。例えば爪が真珠のように光っていると、皮膚をかいた状態だと分かりますので、無意

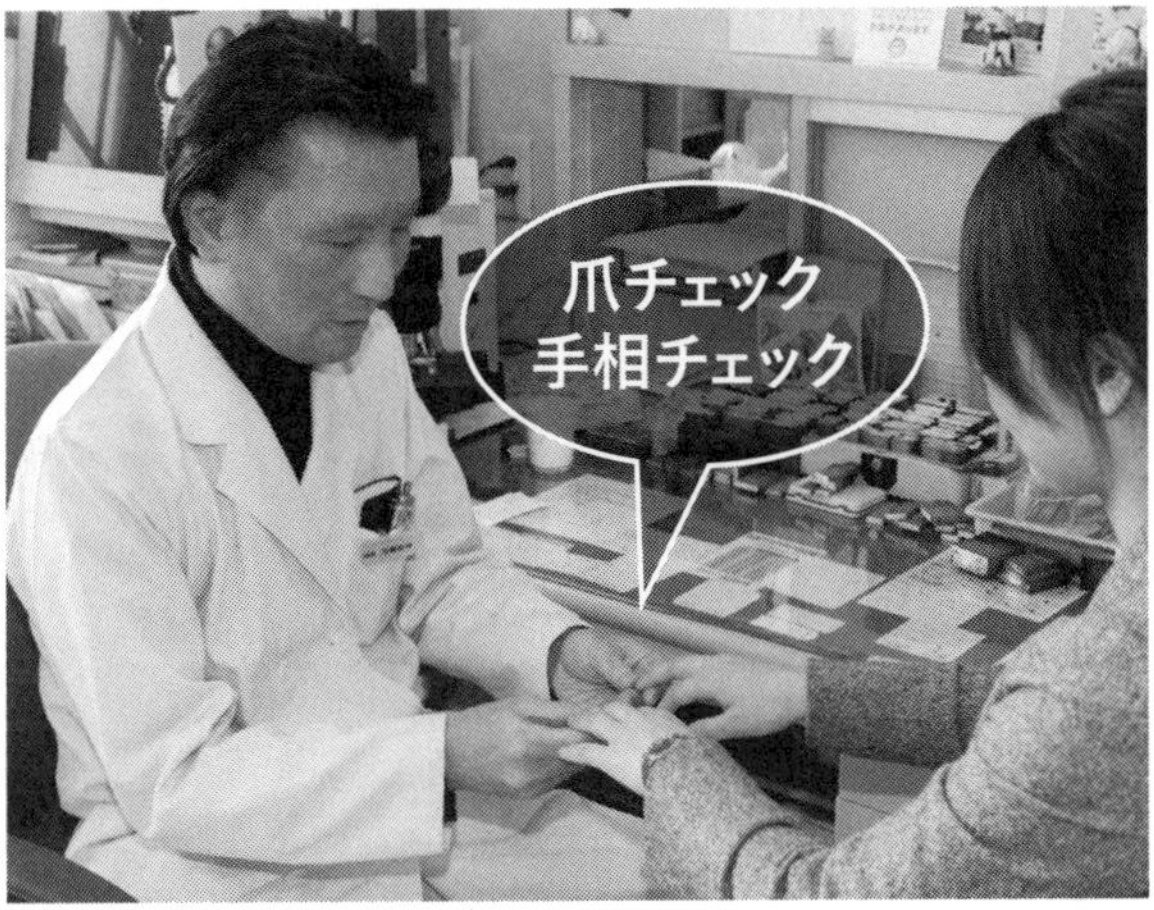

診療時の爪、手相チェックの様子

識にかいているかもしれないことを指導します。

いずれにせよ、乳幼児期での対応は重要です。この時期に、アトピー性皮膚炎が重症化すると、将来的に気管支喘息やアレルギー性鼻炎、食物アレルギーなどを発症するリスクが高まるとされています。早期に発見し、適切な治療や予防策を講じることが肝心です。

スキンケアで
アトピー性皮膚炎の悪化を防ぐ

近年、医療現場で見直されているのが、

アトピー性皮膚炎におけるスキンケアの重要性です。日頃からスキンケアを徹底することでアトピー性皮膚炎の悪化を防げる可能性がありますし、早い時期から適切なスキンケアをすることで、アレルギー疾患を引き起こす「アトピーマーチ」の進行を止めることもできます。特に新生児の子どもで、過去に食物アレルギーを起こしたことがある、または家族や血縁者にアトピー性皮膚炎や気管支喘息、花粉症、アレルギー性鼻炎の患者がいるなど、アトピー性皮膚炎になりやすい体質の持ち主は、スキンケアが効果的です。新生児の頃から保湿剤で肌を保護することで、アトピー性皮膚炎の発症が予防されたという報告があるからです。

保湿剤には、大きく分けてワセリンに代表されるエモリエントと、ヒルドイド®に代表されるモイスチャライザーがあります。簡単に言うと、上からフタをして保湿するタイプと、中から潤して保湿するタイプがあります。

ワセリンなどの保湿剤は上からフタをするタイプの保湿剤です。中から水分が出ていくことを防ぐ効果はありますが、水分を補給する効果は期待できません。

一方、保湿成分を含有するモイスチャライザーは角質を潤す効果が期待できます。ワセリンにしてもモイスチャライザーにしても、市販製品が数多くあります。ただし、市販の保湿剤は製品ごとに純度が違いますから、皮膚科を受診して処方してもらうのが最善です。

皮膚からのアレルゲンの侵入をいかに防ぐかがポイント

過去には、アトピー性皮膚炎の原因として食物アレルギーの可能性が考えられていた時代もありました。しかし、2008年に発表された二重抗原曝露説により今では過度な食事制限はしないで、少しずつ食事を与え慣れさせて食べられるようにする考え方に変わりました。過度な食事制限がむしろ成長障害などを引き起こすリスクもあるため、推奨しないように治療方針が様変わりしています。

また、皮膚からアレルゲンが侵入する経皮感作のほうが重要と分かったのは、「茶のしずく石鹸《せっけん》事件」もきっかけになっています。

茶のしずく石鹸事件とは、小麦加水分解物を含有した石けんを使用していた人が、パンや麺類などの小麦を食べた後に運動したところ、呼吸困難や血圧低下などのアナフィラキ

図03 二重抗原曝露仮説

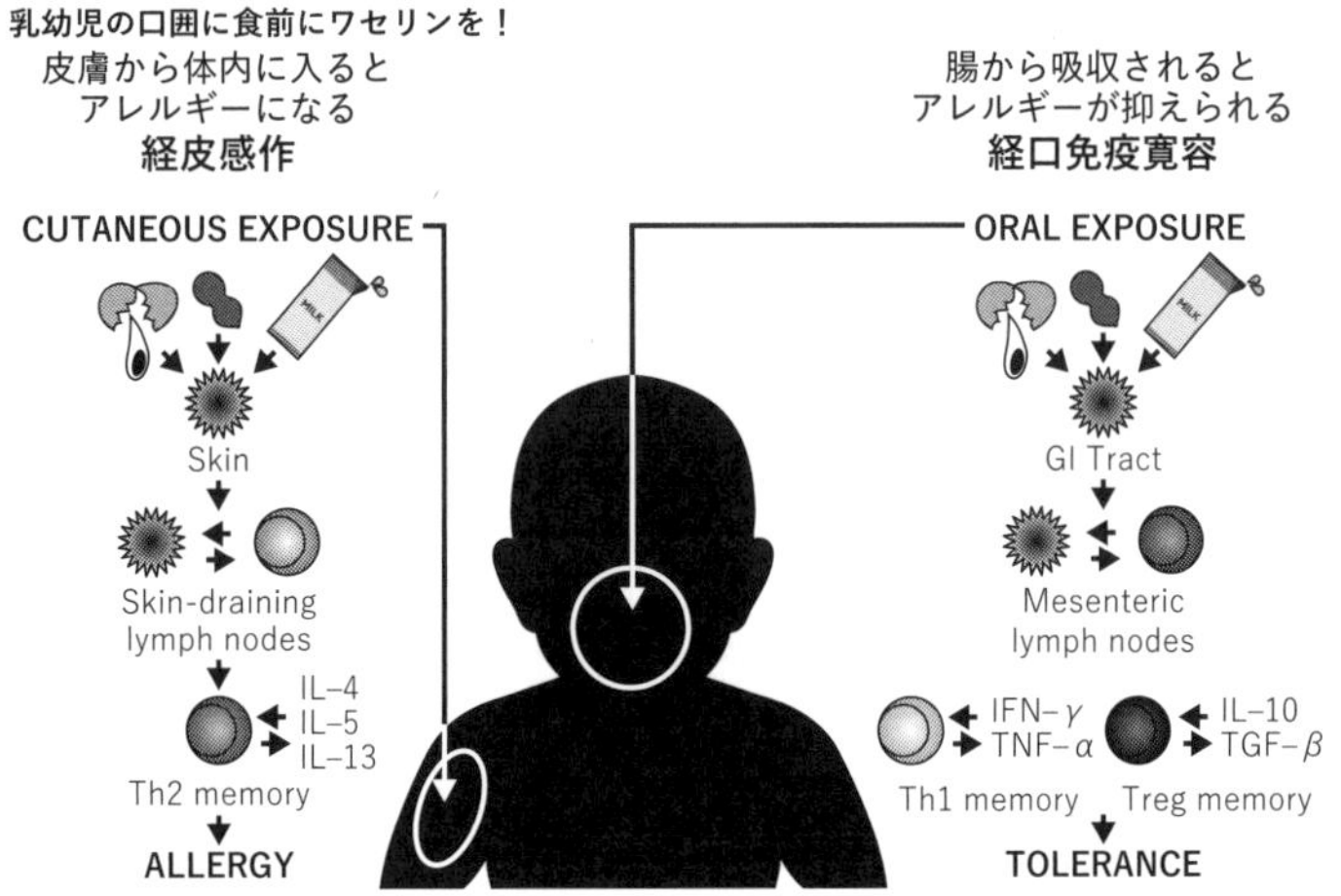

出典：Lack G.J Allergy Clin Immunol. 121:1331–6 (2008)

シーショックを起こした事件のことです。全国で多数の被害報告が起きたことから、製造販売業者による茶のしずく石鹸の自主回収と使用者への注意喚起などが行われる事態へと発展しました。この事例では、もともとアレルギー体質ではなかった人が突然小麦アレルギーを発症している例などもあり、図らずもアレルギーにおいて経皮感作が重大な結果をもたらす証明となりました。

乳幼児のアレルギーに関しては、ガイドラインに特定物質による症状の悪化が確認されている場合を除き、アレルゲンになりやすいという理由で特定の食材や栄養素を取り除くことは推奨されないと明記されています。腸からアレルゲンが侵入して起こるアレルギー反応よりも、皮膚からアレルゲンが侵入する経皮感作のほうが、アトピー性皮膚炎には悪影響だからです。乳幼児に関しては口の周りに付く食べこぼしに注意を払う必要があります。食事に含まれるアレルゲンは口の周りの皮膚から侵入します。具体的な対策としては、例えば乳幼児は食事の前にプロペト®という眼科用ワセリンを口の周りに塗布して、食べ物が口囲につかないようにします。同時に、乳児の遊び場や寝具周りをしっかり掃除・洗濯することも大切です。2019年に国立成育医療研究センターが公表したデータによれば、実はホコリの中には、ハウスダストやダニなどのアレルゲンよりも鶏卵タンパクなどのアレルゲンが多いことが示されています。鶏卵というと意外に思うかもしれませんが、料理で使った鶏卵のタンパクが空気中に拡散され、それが皮膚を通して体内に入りアレルギーを引き起こすことがあります。乳児になると床をハイハイすることによって体にホコリがつくようになります。そのホコリの中には、一般的に考えられているハウスダストなどよりも、鶏卵タンパクが多く含まれている恐れがあります。

ただし、アトピー性皮膚炎の乳児がいるからといって家庭内の食事から鶏肉や卵を完全に除くのは誤りです。国立成育医療研究センターは2016年に、生後4～5カ月時点でアトピー性皮膚炎を発症した乳児を対象に実施した臨床試験において、生後5～6カ月から少量の加熱した卵を摂取させたところ、1歳の時点で鶏卵アレルギーの発症を8～9割予防できることを実証したと公表しました。このデータからも、アレルギー症状の予防に食事制限は逆効果だと分かります。食事メニューを気にするより、日頃の清掃でアレルゲンを取り除くことが何より重要です。

泡をしっかり立てれば有害物質の除去率アップ

アトピー性皮膚炎の症状を安定させるには、入浴で皮膚を清潔にしてアレルゲンを取り除いてください。洗う際のポイントは、石けんやシャンプーをしっかりと泡立て手で優しく洗うことです。世間ではあまり認識されていないのですが、石けんやシャンプーは泡立てて使わなければ、しっかりと汚れや有害物質を落とすことができません。泡立てることで、石けんやシャンプーに含まれる界面活性剤の濃度が上がり、ミセルと呼ばれる集合体が形成されます。このミセルが洗浄成分となり、汚れや有害物質を効果的に取り除けるようになります。泡立てるのが面倒な時は、市販の泡で出るタイプのボディシャンプーをお勧めします。また、洗う際はナイロンタオルなどの刺激が強いものは、アトピー性皮膚炎には悪影響を及ぼすため、使用を避けてください。石けんの泡はしっかりと洗い流します。

なお、世間では石けんについて、いくつかの臆測や推測が広まっていますが、その大半は誤解に基づくものです。例えば、ＳＮＳでは「石けんを使わないほうが肌にやさしい」という意見をよく目にします。このような誤解は、石けんが肌に刺激になるという考えが根底にあるようです。しかし、実際にはそのようなことはありません。薬用石けんなどで刺激が強い石けんは避けたほうがよいですが、弱酸性のものなどアトピー性皮膚炎用に開発された石けんはまったく問題はなく、むしろ石けんを使わないほうが肌にとってデメリットとなります。肌には目に見えないダニやホコリなどの異物が多く付いているので、それをしっかり洗い流すためには石けんが欠かせません。石けんが悪いものだと誤解してお湯で流しているだけだと、肌の汚れを落とすことができません。長時間、汚れを残しておくことのほうがよほど肌にダメージを与えてしまうのです。

乳幼児の患者には湯温や入浴時間に気を配る

乳幼児に限らずどの世代にもいえることですが、石けんを使って体を洗うのは一日に1回で十分です。お湯で流すだけのシャワーは一日に何度浴びても問題ありませんが、一日に何度も石けんを使って体を洗ってしまうと、皮膚を保護してくれる皮膚膜が失われてしまいます。お湯の温度も重要で、皮膚バリア機能を回復する温度は38～40℃です。乳幼児が快適に感じる温度もその範囲といわれています。42℃を超える熱い温度だと乳幼児が不快感を覚えるだけでなく、皮膚にもともと備わっている保湿成分である天然保湿因子や脂質、セラミドなどがお湯に溶け出してしまいます。したがって皮膚を保護するには湯船にぬるめのお湯を張ります。天然保湿因子の主成分であるアミノ酸は水に溶けやすいので、長風呂は皮膚に悪影響です。湯につかる時間は、10分以内に抑えます。

保湿成分が多く含まれた入浴剤を選ぶ

アトピー性皮膚炎のケアは、何よりも保湿が重要になります。アトピー性皮膚炎の皮膚は、湿疹ができている場所だけではなく、全身の皮膚のバリア機能が低下しています。したがって、一部の皮膚を保湿しても意味はなく、全身の皮膚を保湿することが肝要です。保湿剤を全身に塗るのは面倒な作業です。そうした手間を省きつつ、全身を保湿できるのが入浴剤です。モイスチャー効果がある入浴剤を利用すれば、湯船につかるだけで保湿剤を全身に塗るのと同等な効果が期待できます。

一方で、乳児の皮膚は大人に比べて薄くデリケートなため、刺激が強い入浴剤だと肌トラブルにつながる恐れがあります。結論から述べると、乳幼児であっても、入浴剤を正しく選びさえすれば皮膚の保護につながります。乳児は生後3カ月から4カ月頃に皮膚が安定する傾向にあるとされます。入浴剤については、最近は保湿成分が配合された刺激の少ないものが多く発売されていますので、そうした入浴剤を選べば安心です。

ただし、クール系の入浴剤などあまりに刺激が強いと、アトピー性皮膚炎に限らず、湿疹や肌荒れなど別の肌トラブルにつながる恐れがあります。また、刺激に敏感な乳児にとっては強い香りも負担となる可能性があります。乳児に初めて使用する際は、必ず事前に医師と相談しましょう。

どのような成分を配合しているかは、製品によってさまざまです。主な有効成分としてセラミドを配合しているものもあれば尿素を配合しているものもありますし、そのほかにもヒアルロン酸やホホバオイル、スクワレン、海洋性コラーゲンなど多様な成分が配合されています。いわゆる温泉の素のような血行を促進させる成分が入っているものは避けてください。このような入浴剤は、全身の血流が良くなってかえってかゆみが増してしまうことがあり逆効果です。保湿剤だけ入っているシンプルな入浴剤を選ぶことがポイントです。

入浴剤による全身の保湿効果は、乳幼児に限らずすべての年齢のアトピー性皮膚炎患者に当てはまるので、積極的に入浴剤を活用してください。

図04 入浴剤比較表

商品名	主成分	発売元定価	評価
ドゥーエ バスエッセンス	ヒマシ油、スクワレン、ホホバ油等	資生堂 1600円 420ml 入浴化粧料	乳液　乳白色 計量容易 ◎
ノブ モイスチャーバス	オリゴマリン	ノブ 1800円 400ml 医薬部外品	パウダー 計量しにくい ○
キュレル 入浴剤M	セラミド機能成分、ユーカリエキス	花王 420ml 医薬部外品	乳液　乳白色　弱酸性 計量容易 ◎
ビオレU バスミルク	セラミドα、シアバター	花王 600ml 医薬部外品	乳液　乳白色 計量容易 ○
エモリカ	セラミドAP、オーツ麦エキス	花王 450ml 医薬部外品	乳液　計量容易 香りフローラル ○
ソフレ	ホホバ油、米ぬか油、アボカド油	バスクリン 480ml 医薬部外品	乳液　計量容易 香りホワイトフローラル ○
ウルモア	セラミド、コラーゲン、ヒアルロン酸	アース製薬 600ml 保湿入浴剤	乳液　計量容易 泡立ち多い ○
バスロマン	セラミド、グリチルリチン酸	アース製薬 680g 医薬部外品	パウダー 計量しにくい △
バスクリン	コラーゲン、ホホバオイル、大豆エキス	バスクリン 600g 医薬部外品	パウダー 刺激感あり △

著者作成

保湿剤の塗布は入浴直後が効果的

アトピー性皮膚炎の治療では、とにかく肌を清潔に保って保湿をすることが大切になります。保湿剤を塗るタイミングは入浴直後がベストです。入浴をすると大量の水分を皮膚に蓄えられますが、風呂場から出ると数分で水分が蒸発してしまいます。入浴後にいかに素早く保湿剤を塗るかが、肌の健康を保つ鍵になります。

私は患者に対して、保湿剤と外用剤を風呂場や脱衣所などに置くことを勧めています。保湿剤などを寝室など脱衣所の外に置くと、脱衣所から出る前に服を着るので、わざわざ服を脱ぐ必要がありますし、移動の間に保湿することを忘れてしまう恐れもあります。私は脱衣所に小さなカゴを置き、その中に保湿剤や外用剤を保管しているため、塗り忘れなどはまず起こりません。ただし、乳児だと冬場の寒い時期の脱衣所で保湿剤を塗布することはリスクがあります。そうしたケースでは保湿剤を使う場所を風呂場に限定するか、面倒でも体を一度拭き素早く寝室などへ移動してから行ってください。

オムツ交換時は皮膚が擦れやすい部分に用心

オムツがとれていない乳幼児の場合、オムツ周りのケアも意識してください。オムツに覆われている部分の肌は比較的きれいに保たれていることが多いのですが、これは適度な湿度があるからかもしれません。しかし、乳幼児の皮膚はデリケートなので、アトピー性皮膚炎ではない乳幼児であってもオムツかぶれを起こしやすくなっています。オムツが汚

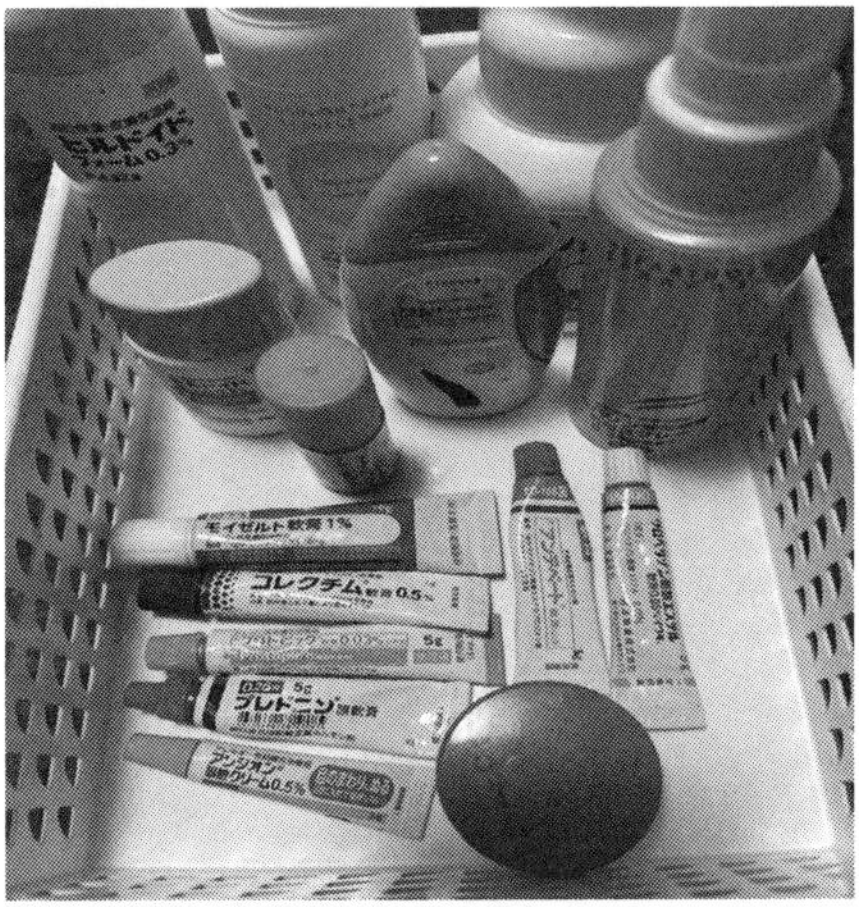

お風呂場に保湿剤、外用剤をセット

れたらすぐに替えるなど、頻繁なオムツ交換を意識することが大切です。さらに、オムツ替えのときに、薄く保湿剤を塗っておくのも効果的です。保湿剤はモイスチャー効果のある製品が望ましく、併せてワセリンなどを使用することで保湿効果のアップが見込めます。

紙オムツの場合、内部はきれいでも、ギャザーが当たる部位の肌が赤くなることがあります。ギャザー部分を保護するためには、ワセリンなどを塗るのがベストです。アトピー性皮膚炎の乳幼児が使う紙オムツについては、特に高いものを選ぶ必要はありません。その子に合った、使いやすいものを見つけてあげれば大丈夫です。

乳幼児のオムツに関してもう一つ注意しなければならないのが、カンジダ症の発症です。カンジダ症というのは、カンジダというカビの菌が増殖することによって起こる感染症です。わきや首のあたりなど、皮膚が擦れやすい部位（間擦部位）でジュクジュクした皮疹を見つけたら、患部をよく洗い清潔にします。それでも治らない場合は、皮膚科を受診してカンジダの検査をしてもらうことが重要です。

親が着ている上着が子どもの症状悪化を招く

乳児が身につける下着にも注意が必要です。化繊の下着は肌に刺激を与えることもあるため避け、できるだけ刺激の少ない綿素材を選ぶことが大切です。上着についてはザラザラしているものよりはツルツルしたものを選んだほうが安心です。あまり難しく考えなくても大丈夫ですから、親が実際に触ってみた感触で選ぶとよいと思います。

しかし、衣類や下着についている品質表示のタグは要注意です。タグが首などにこすれることで、アトピー性皮膚炎が悪化してしまうケースは少なくありません。今はタグのない下着やTシャツなども売られているので、そのようなものを選んでみるのもよいと思います。同様に、パンツのゴムなどがこすれて症状が悪化してしまうこともあります。これを防ぐためには、あまりゴムの締め付けが強くないものを選んだり、しっかり保湿剤を塗って保護してあげたりすることが大切です。

一方で、乳児の下着には注意する両親が多いものの、家族の上着には無頓着なことがよくあります。乳児には綿素材の柔らかい下着を選んでいても、家族は化繊の刺激のある衣服を身につけているのです。すると、家族が乳児を抱っこしたときに家族の衣服に顔が擦れて、乳児の皮膚の状態が悪化してしまいます。乳幼児期で家族に抱っこされたりする機会が多い間は、家族の衣服も柔らかい素材を選んだほうが安心です。

アトピー性皮膚炎の症状を悪化させないためには、かきむしったりして物理的に刺激を加えることを避けなければなりません。しかし、乳幼児の場合は言葉で「かいてはいけない」と言っても理解できません。言葉で説得してかきむしるのを止めさせることは困難です。そのようなときは、かきむしるのを防止するためにミトンを装着させるのもよいと思います。乳児が顔などをかきむしるのを防ぐためのミトンは、さまざまなものが売られています。指が分かれていない袋状のものから、もう少し大きい子ども用では通常の手袋のように指が分かれているタイプもあります。素材がツルツルしていて、強くかけないようになっているものもあります。

靴下を作っているメーカーで非常に素材が優れているものがあったため、私のクリニックでも希望する患者には販売しています。寝ているときに無意識にかきむしってしまうことなどを防ぐこともできるので、試してみるのも良いと思います。また、紫外線や日焼け止めについて保護者から質問されることもあります。日焼け止めについては使ったほうがよいと思いますが、紫外線吸収剤などが入っているものは刺激が強くかぶれたり肌にあわなかったりすることなども考えられます。アトピー性皮膚炎の子どもは皮膚が薄くて弱いことが多いので、ＳＰＦ（紫外線Ｂ波防止効果）が大きすぎる日焼け止めは避けるべきです。アウトドアなどのときではなく日常生活を過ごすなかでの紫外線対策であれば、ＳＰＦ15やＳＰＦ30程度で十分です。

乳幼児におけるアトピー性皮膚炎の経過は千差万別

アトピー性皮膚炎の子どもを持つ親からすれば、子どもの治療期間がどの程度に及ぶのか気が気でないでしょう。実際、２００８年に日本皮膚科学会東京支部で、患者と家族に対して実施したアンケートでは「アトピー性皮膚炎について何がいちばん知りたいか？」という問いに対して、本人家族のいずれも「完治するのか」という回答が最多となっていました。

アトピー性皮膚炎が一生涯続くかどうかは難しい質問なので、簡単に答えることはできません。私が患者に答えるときは「乳幼児期のアトピー性皮膚炎は完治する可能性があります。しかし、大人の場合は治療のゴールを日常生活ができることに設定して、根気よく治療しましょう」と伝えています。実際に、乳幼児のアトピー性皮膚炎は完治する可能性もあります。ただし、アトピー性皮膚炎はヘテロジェナイティーといって非常にさまざまな経過のタイプがあり、一口に「こうなる」という見通しを述べることは難しいのが現状です。
例えば乳幼児期に発症したあと自然に治っていくタイプもあれば、乳児期に一度治ったのに思春期に再発するタイプもあります。また乳幼児期にはまったく症状がなかったものの、思春期に初めて症状が出現するタイプもあります。さらには私のように、乳児期に発症してから一生涯症状が続くタイプなど経過はさまざまです。そのため小さな子どもを連れてきた保護者に治るかどうかを聞かれたときは「スキンケアをしっかりしていれば症状は改善しますよ」と伝え、前向きに治療に取り組めるように寄り添うことを心がけています。

また、患者のなかには「対症療法が悪いものだ」と思い込んでいる人もいますが、そのようなことはありません。外科的手術などができる病気などは根治療法が可能ですが、内科の病気は対症療法が多く、それは必ずしも悪いものではないからです。

アトピー性皮膚炎が患者に与えるストレスは決して小さくありませんが、患者が乳幼児の場合は、患者本人よりも保護者の病気に関するストレスが大きいことが分かっています。子どものケアに時間もかかり、親が睡眠不足になったりストレスを感じたりして、仕事や

図05 患者は何をいちばん知りたいか？

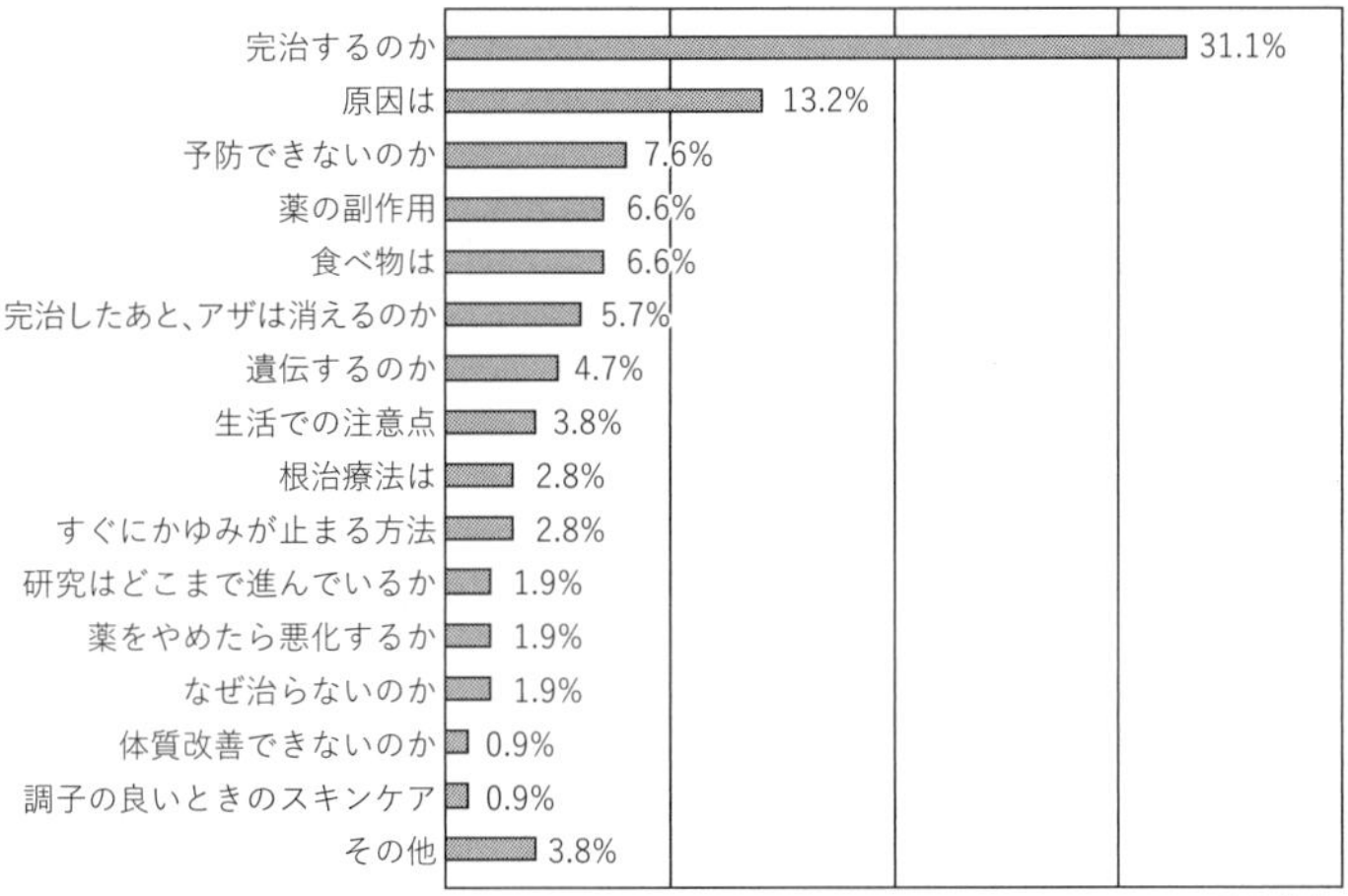

著者作成

家事に影響が出ることもあります。私からいえるのは、あまり無理をしないでほしいということです。子どもは見ていないようで、親の後ろ姿をしっかり見ています。親がイライラすると子どももイライラして悪化する恐れがあります。アトピー性皮膚炎は、深刻な合併症がない限り、決して命に関わる病気ではありません。だからこそ焦らず、気長に上手に付き合っていく気持ちが大切になるのです。

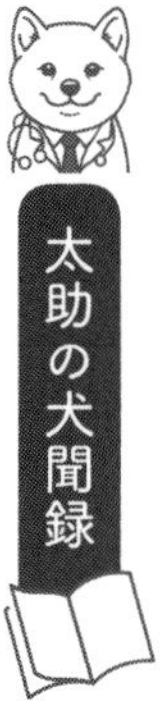

ピンクはかゆみを鎮める効果あり!?

僕は「太助」である。ご主人は時代劇が好きなため、時代劇の主人公である一心太助から命名された。ご主人は幼少時からアトピー性皮膚炎の激烈なかゆみと闘い、皮膚科医を目指した。アトピー性皮膚炎だったおかげで、かゆみの分かる医者として治療や講演をするようになり、今ではアトピー性皮膚炎であることに感謝しているらしい。つくづく、人生は何が功を奏するか分からないものだ。

痛みもつらいが、かゆみもつらい。アトピー性皮膚炎の掻破（皮膚をかきむしる行動）は嗜癖《しへき》、つまりその行動に依存している状態だと言われたときに、ご主人は掻破は嗜癖ではないという立場から雑誌の誌面上でディベートしたことがある。そのときの言葉に「アトピー性皮膚炎の掻破痕はアトピー性皮膚炎の人生を代弁する」というものがある。幼少時からアトピー性皮膚炎の耐え難いかゆみと闘った経験者しか分からない言葉だ。

このかゆみを少しでも和らげる方法はないのだろうか？　もちろん、皮膚科医による標準治療をしたうえでの話である。

そこでご主人が目をつけたのが「色」だ。例えば赤には人の目に留まりやすく信号機や消火器に用いられ、交感神経を刺激し、体感温度も上げる効果があり、飲食店やバーゲンセールの値札によく使われる。闘牛士が赤の布を使うのは、牛を興奮させるためではない。牛は色を認識できないので、闘牛士や観客を興奮させるためらしい。

医師が着用する白衣は清潔感や信頼性を表すため医療現場に適していると考えられ、19世紀後半以降にヨーロッパやアメリカで採用された。汚れが目立つ白を着用することで、クリーニングのタイミングも明確になり、衛生管理を重視している企業でも多く採用されている。

ただし、手術着には青や緑色のスクラブを着用する。これは血液などの赤を見続けると赤の補色である青や緑色が視界に浮かび上がるので、手術室内に青や緑色を配置することで補色残像の影響を抑えて、より良い手術を行うためといわれている。手術中の医師の色覚受容器は網膜にある視細胞である赤錘体《あかすいたい》が刺激され、時間とともに疲労し、赤の違いを見分ける感度が鈍くなるため、青や緑色が視界に入ることで赤錘体を休めることができるらしい。また、青や緑色は気持ちを落ち着かせる効果もあるといわれているため、手術中の医療従事者に適している。

白衣は清潔なイメージだが、子どもには痛い注射をする医師や看護師のイメージがあり、みずいぼを取るときなど号泣されるので、ご主人は柔らかく優しい印象を与え、心地よい気持ちを引き起こすピンク衣を着ることにした。クリニックのイメージカラーやスタッフの服、ソファなどもピンク色に統一した。ピンク色は攻撃性や暴力性が抑制されるため、意外にもスイスなどの刑務所の内装や囚人服にピンク色が用いられているという。ピンク色には患者が抱えている不安を和らげる効果があり、医療従事者自身もピンクを身につけることで優しい気持ちになると考えられているようだ。実際ドイツの色彩教育を行うシュタイナー系の病院では「赤ちゃんの親指の色」と呼ばれるピンクを建物の内部に施し、患者の心身を和らげているらしい。ご主人はピンク色の気分を穏やかにし、幸せを感じさせる効果に期待し、アトピー性皮膚炎の患者さんのかゆみが、少しでも和らいでほしいと願っている。

第3章

【学童期】6〜12歳
精神的ストレスによる重症化に要注意
学童期の治療と家庭でのケア

とびひ、みずいぼ、カポジ水痘様発疹症などの合併症に注意

幼児期から学童期になると顔の発疹は少なくなり、次第に首やわき、ひざ、そけい部、手首、足首など体の関節部位に発疹は移ります。学童期は、アトピー性皮膚炎の患者の一生を考えると非常に重要な時期と言えます。大人になるとどうしても重症になりやすく、痒疹《ようしん》と呼ばれる硬い結節ができるなど治りにくくなることがあるので、この時期に寛解導入することがとても重要になるのです。

乳児期から、この時期の合併症としては、伝染性膿痂疹《のうかしん》(とびひ)と伝染性軟属腫(みずいぼ)とカポジ水痘様発疹症に注意が必要です。「とびひ」とは読んで名の如く、周囲や離れた部分へ飛び火するかの如く、次々に症状がうつっていく病気です。原因は、皮膚を引っかいたところに細菌が侵入して繁殖することです。主に、黄色ブドウ球菌とA群β溶血性連鎖球菌が侵入して発症します。

軽症の場合は、外用剤で治ります。外科や内科では、弱いランクのステロイドが出るこ

ともあります。しかし、私はなかなか治りにくいとびひの場合、エキザルベ®という薬を処方することが多くなっています。これは、混合死菌浮遊液と最も弱い5群のステロイドを含有した薬です。混合死菌浮遊液とは、分かりやすくいえば、とびひの原因となる黄色ブドウ球菌の死んだ菌を含んだ液のことです。これにごく弱いステロイドを含んだ外用剤が、ジュクジュクした皮疹にとてもよく効くのです。昔からある、非常に古典的な薬ではありますが、効果は抜群です。また、ステロイドのランクが5群といちばん弱いため、乳児にも使えて重宝します。

重症の場合は、抗生剤の内服が必要な場合もあります。特に重症になると火傷のような皮膚になるブドウ球菌性熱傷様皮膚症候群（SSSS）が生じるので注意が必要です。SSSSになると、ブドウ球菌から産生される毒素によって表皮は剥がれてしまいます。

新生児ではオムツの部位やおへそに発生することがありますが、小児では顔面に発生することが多く、成人ではどの部位にも発生します。とびひの周囲の皮膚が痛みを伴う鮮やかな赤色になって、24時間以内に広がっていきます。さらに、シワのよったティッシュペーパーのような状態になり、離れた部位に広範囲に広がって破れやすい水疱ができて、まるで火傷を負ったような熱傷様になります。発熱、悪寒、脱力感が起きて、細菌が血流を通じて広がる敗血症になることもあるので、入院して点滴が必要になります。

もう一つは「みずいぼ」です。みずいぼは伝染性軟属腫ウイルスによる感染症で、中心におへそがあるようなみずみずしいブツブツができます。ウイルスが原因なので、例えば親子、きょうだいで一緒にお風呂に入って肌が触れ合うとうつりますし、治療薬はありません。

よく、風邪の特効薬はまだ開発されていないといわれます。それと同じで、みずいぼのウイルスを治療する薬はありません。ですから治すためには、かわいそうですがピンセットで一つずつ取っていくしかないのです。麻酔テープなどもありますが、痛みを完全に取り除くことはできませんから、取り除く際にはどうしても痛みを感じます。

みずいぼは半年から数年で自然治癒するため、小児科の医師や一部の皮膚科の医師は放置します。しかし、自然治癒するといっても年単位の時間がかかることもあります。すると、その結果みずいぼが100個にまで増えてしまうこともあります。ですから、みずいぼは別名「百いぼ」とも呼ばれるのです。私のクリニックには、百いぼになって引っかいてとびひも併発して、大変な状況になってから受診する患者が多くいます。みずいぼを取ると、子どもが痛がって泣くため本当は取りたくないのですが、なだめながら少しずつ、ピンセットで取るようにしています。私自身も子ども時代は、プールに行けばみずいぼがうつるので大変な思いをしました。将来的にはみずいぼに効く外用剤が登場するという話もあるので、早く登場してほしいと期待しています。

みずいぼになっても保育園を休む必要はなく、プールに行っても構いません。ただし、学校保健安全法には「多発発疹者はプールでのビート板の共用は避ける」という記載があるので、プールに入ること自体は大丈夫ですが、ビート板やタオルを共用するのはやめる必要があります。

最後にカポジ水痘様発疹症です。この病気はヘルペスウイルスによって起こる重症型の感染症です。口唇ヘルペスのウイルスが皮膚に感染して体の広範囲に広がっていき、発熱やリンパ節腫脹などが起きて最悪、肺炎や脳炎などに発展することもあるので注意が必要です。カポジ水痘様発疹症になった場合は速やかに病院を受診して抗ウイルス薬を服用し、重症の場合は入院加療します。

アトピー性皮膚炎から失明に至るワケ

アトピー性皮膚炎の患者は、皮膚の病気の合併症以外に目の合併症にも注意が必要です。目に関連する合併症には、さまざまなものがあります。目に関連する合併症で多いものは、アレルギー性結膜炎です。さらには角膜が円錐状になる円錐角膜、水晶体が白く濁って視力が低下する白内障などがあります。一方で、頻度は低くなるものの、非常に恐ろしいのが網膜剥離です。網膜剥離とは、眼球の内側にある網膜が剥がれて、視力が低下する病気です。この病気は、最悪の場合、失明にもつながるため注意が必要です。

アトピー性皮膚炎の患者に網膜剥離が多いのは、かゆみによって顔面を叩いてしまうことなども原因の一つとして考えられています。顔をかきむしったり、かくのを我慢して叩いたりした結果、網膜剥離のリスクが高くなるのだと考えられます。アトピー性皮膚炎自体は命に関わる病気ではありませんが、網膜剥離による失明はなんとしても避けなければなりません。ですから、アトピー性皮膚炎の患者は普段から顔を叩かないように気をつけるとともに、最低でも年に1回は眼科を受診して、目に異常がないかを検査することが必要です。

過去に、ステロイドを避けて使わないようにしたところ、それによってかゆみが増して顔を叩いてしまい、網膜剥離になる患者が増えたことが大きな問題になりました。網膜剥離は急速に進行しますし、それは眼科でなければ調べることができません。重大な目の合併症を引き起こさないためにも、ぜひとも眼科の受診を忘れないようにしてほしいと思います。

患者が考える適正量は不十分なことが多い

乳幼児期から学童期はアトピー性皮膚炎を治すチャンスです。この時期に確実に症状を抑えるために、外用剤をしっかりと塗ることが大切です。実は、患者が思っている外用剤の使用量は少ないことが多く、そのために治らないこともあります。

塗る量の目安としてワンフィンガーチップユニット（1FTU）という目安があります。

これは大人の人差し指の先端から第一関節までチューブから絞り出した量が約0・5ｇになるというおおよその目安です。この1FTU、すなわち0・5ｇの外用剤を大人の手のひら2枚分の広さに塗布するのが適当とされています。軟膏やクリームタイプの外用剤の場合は約2・5㎝、ローションタイプの外用剤の場合は1円玉くらいのサイズになるのではないかと思います。これが、大人の手のひら2枚分の皮膚に塗るのに適した量です。例えば、子どもの背中全面に塗ろうとしたとき、背中の面積が大人の手のひらで4枚分程度だったとします。この場合は、2FTUの外用剤を使うことが必要です。

ただし、チューブによって口径が違うので、そこは注意が必要です。例えばノンステロイドの3種の薬剤の口径を比べると、プロトピック®軟膏は口径が小さく、第一関節まで絞り出した量が0・25ｇしかありません。この場合は、手のひら2枚分の広さに塗るために、2FTUが必要になります。

1FTUという単位は、ステロイド剤をはじめとする外用剤を使用する際の基準として広く使われています。しかし、そういわれても患者にとってはなかなかイメージしにくいこともあると思います。そこで、私が説明するときに使っているもう一つの目安は、ティッ

図06 ノンステロイド外用剤(3種の薬剤)の口径の違い

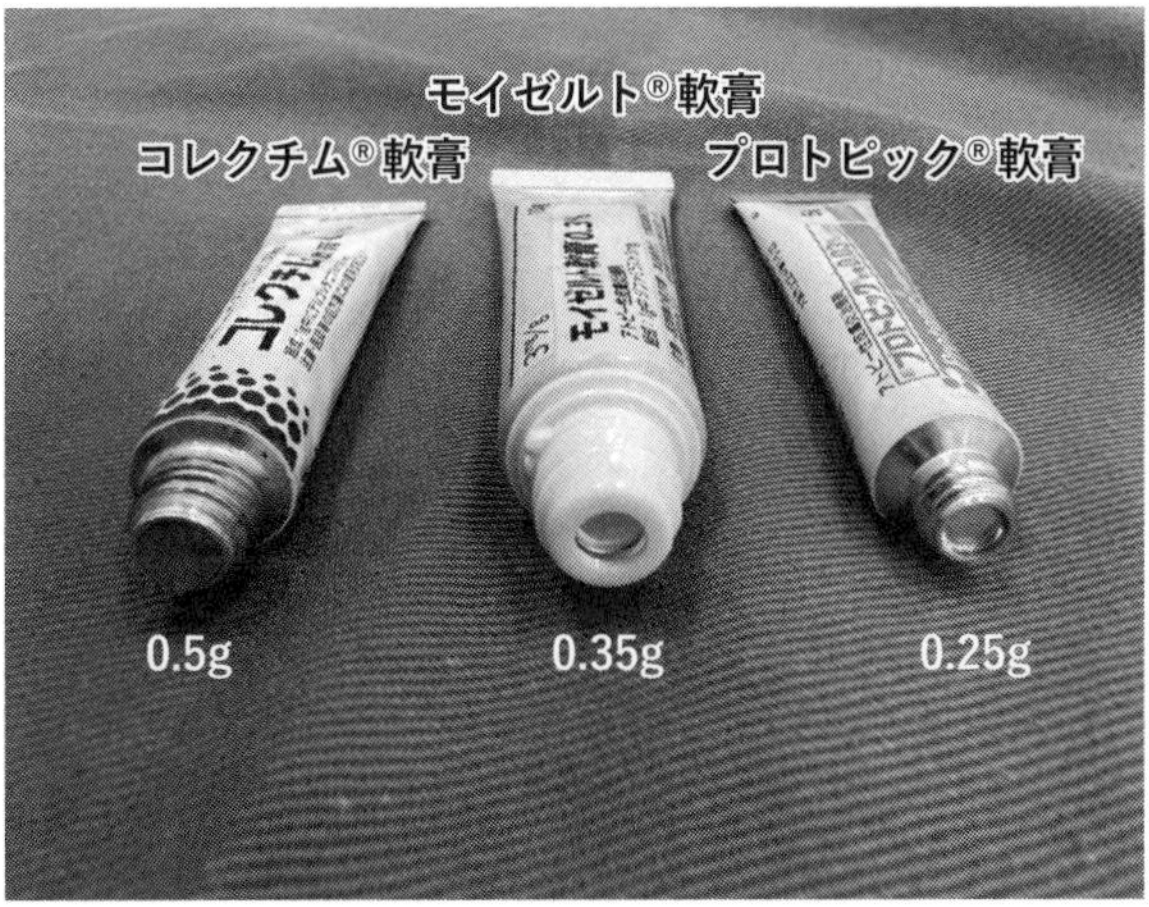

シュがくっつくかどうかです。外用剤を塗ったあとの肌にティッシュをのせると、ティッシュがくっつくくらいベトベトになるまで塗るのが正しい塗り方です。しかし、実際にはティッシュがくっつくほど塗っている人は少ないと思います。自分が外用剤を塗ったあとにティッシュがくっつくかどうか、ぜひ一度試してみてください。正しく外用剤を使うには、思っていた以上にベトベトになるまで塗る必要があることが分かると思います。

図07 スタンプ方式による外用薬の塗布方法

❶外用薬 1FTU を指にとる
（1FTU：大人の人差し指から
第一関節まで出した量）

❷塗布領域の何カ所かに 1FTU の軟膏をのせ、
それぞれ大人の手のひら 2 枚分くらいの面積に
しわに沿って塗り広げる

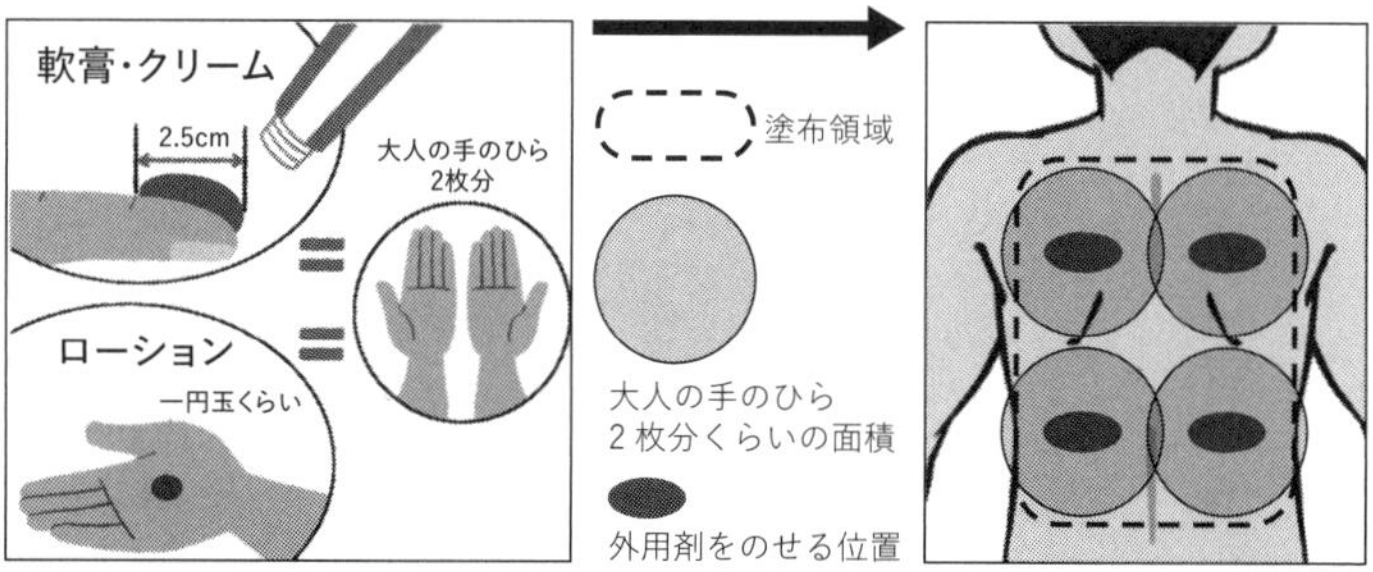

著者作成

外用剤を上手に塗るためのスタンプ方式

また、私が患者に伝えている外用剤の塗り方のポイントがあります。それはスタンプ方式です。塗布範囲の何カ所かに1FTU分の外用剤をチョンチョンとのせて、それぞれ手のひら2枚分くらいの面積に塗り延ばします。このとき、大切なことはシワに沿って塗り広げることです。これは意識している人があまりいないかもしれませんが、外用剤を使うときの大切なポイントです。シワに逆らって塗り広げるのではなく、シワに沿って塗ることで薬が皮膚になじんで浸透しやすくなります。皮膚をよく見ればシワが確認できると思いますので、ぜひ試してみてほしいと思います。

塗るときのもう一つのポイントとして大切なことは、力加減です。かゆいからといって強くゴシゴシ擦るように塗ってはいけません。優しく、擦らずに塗ることを心がけるのが重要です。

目の周りの皮膚は薄いため、特に優しく塗ることが大切です。直接指で塗らないで、外用剤を塗った綿棒を使っても構いません。

目の周りに最適な外用剤は3つです。私はこれを「目の周りの三種の神器」と名付けました。ステロイドを含有しているプレドニン®眼軟膏とステロイドを含まないプロトピック®軟膏とアレジオン®眼瞼《がんけん》クリームです。眼科や耳鼻科の医師はよくリンデロン®A軟膏を処方しますが、この軟膏にはフラジオマイシンが含まれているためかぶれることが多く注意が必要です。2024年に新発売されたアレジオン®眼瞼クリームは、アレジオン®点眼液をクリームにしたものです。私は目の周りのかゆみを訴える患者には、この3つの外用剤をよく処方します。

外用剤の正しい使い方を伝えることは、とても大切です。私は診察室で実際に患者の皮膚に薬を塗って見せたあとに、患者にもう一度塗ってもらいます。そのときにうまく塗ることができたらしっかりとほめますし、もしも塗れなかったとしても決して責めずに「こうすればよいですよ」と言ってもう一度塗ってもらうように心がけています。

さらに、時間が経過するとともに症状が改善していったら「とてもきれいになりましたね。あなたが、きちんと塗ってくれたからですよ」とポジティブな声がけをします。時には、塗り終わって空になった薬の容器を持ってきてもらうこともあります。それによって、患者は「これだけの薬を正しく塗ることができた」と思って、治療を続けるモチベーションになるからです。また、なんとなく治療に不安を持っていると思われる患者に対しては、薬の作用や違いをよく説明するように心がけています。それによって不安が解消されれば、安心して長く塗り続けてもらうことができるからです。

患者に自発的な治療を促して難病に挑む新概念

かつては医療において「コンプライアンス」という言葉が頻繁に使用され、患者が医師の指示に忠実に従うことが重要とされていました。しかし、最近では「アドヒアランス」という概念がより重視されています。アドヒアランスとは、患者が自ら治療の意義を理解し、自発的に積極的に治療に参加する姿勢を指しています。

特にアトピー性皮膚炎では、このアドヒアランスがとても重要になります。アトピー性皮膚炎の治療に欠かせないのは、日々のスキンケアや外用剤の適切な使用です。医師がどれほど良い薬を処方したとしても、患者が毎日正しくそれを使ってくれなければ、治療の効果は期待できません。外用剤のアドヒアランスをいかにして上げるかという問題は、学会でもいつも議論になる重要なテーマです。

外用剤のアドヒアランスを上げるためには、患者自身が治療の重要性を理解して根気よく病気と向き合っていくことが重要になります。そして、そこで活躍するのが皮膚疾患ケア看護師です。皮膚科のクリニックは、多くの患者が集まるクリニックならば一日に100人、200人が受診することも珍しくありません。そのような状況では、医師が一人ひとりの患者にじっくり病気のことを説明するのは困難です。

しかし、十分に説明をすることもなくただ単に薬を処方するだけならば、患者はその薬を塗り続けることの重要性を理解しないで、アドヒアランスが低下してしまうことがあります。だからこそ、医師に代わって患者に説明したりじっくり悩みを聞いたりできる皮膚疾患ケア看護師の存在は重要です。患者のアドヒアランスを上げて治療を成功に導くためにも、皮膚疾患ケア看護師をはじめとするメディカルスタッフを育成することが重要だと考えています。

ほかにも、患者のアドヒアランスを上げるための工夫は多くあります。例えばそのうちの一つとして、患者を責めずに肯定することを私は大切にしています。たとえ毎日きちんと薬を塗ることができなくても、決して責めたり追い詰めたりしません。

だからこそ、私はいつも「今日は来てくれてありがとう」という気持ちで患者を迎えています。医師側がそのような気持ちで患者に接すると、患者は本音を話してくれやすくなります。薬を塗り忘れてしまっていたら、そのことを正直に話してくれるようになるのです。あるいは、家族が病気になったりして忙しかったり、学生ならば学校行事や試験が続いていたりなど、患者が抱えるさまざまな背景を引き出すことができるようになります。

このような、患者が抱える背景を引き出すことは、その後の治療に役立ちます。ただ単に薬を塗っていなかったことを責めるだけならば、そこで会話は終了してしまいます。そうではなく、患者の行動を否定せずに対話を続けることで、アドヒアランスが低下している潜在的な原因を見つけることができるのです。

子どもに治療をする際は、家族の理解を得ることが第一

また、患者が子どもの場合は、アドヒアランスを高めるためには保護者の協力や病気への理解が欠かせません。私は、子どもの患者のアドヒアランスを高めるためにもいくつか気をつけているポイントがあります。そのうちの一つは、副作用に対する不安感の払拭です。

特に、子どもの患者の場合、保護者は自分のこと以上に副作用を心配することがよくあります。以前よりは少なくなったとはいっても、まだステロイド製剤を子どもに使うことに抵抗感を持つ保護者はいます。これに対しては私や皮膚疾患ケア看護師などから丁寧に説明しますが、何度か説明してもどうしても心配や抵抗感が残る場合には、薬の切り替えも含めて医師と相談するのもよいかもしれません。こうした判断を早期に行うことによって、保護者が安心することができれば、かえってその方が長期的にみればアドヒアランスが向上することにつながります。

また、子どもの場合は治療のキーパーソンとなっている家族をしっかりと把握することも大切です。病気の治療におけるキーパーソンとは、医師とともに治療方針を決定する患者側の責任者のことです。子どもの患者の場合、患者本人が治療方針を決めることができないことがあるため、家族がキーパーソンとして重要な役割を果たします。学童期のアトピー性皮膚炎治療を成功に導くポイントの一つは、キーパーソンを正しく把握することにあると言ってもいいと思います。キーパーソンは母親がなることが多いですが、父親だったり祖父母だったりすることももちろんあります。

アトピー性皮膚炎の治療への関わり方も家庭によってさまざまです。親がしっかり管理したいと思う家庭もあれば、できるだけ子どもに任せたいと考える家庭もあります。乳幼児の頃は親が塗ったほうがよいですが、小学生くらいだと自分でやらせるべきか親がやるべきかケースバイケースです。低学年でも自分でしっかり塗ることができる子どももいれば、中学生でも塗る習慣が身につかない子どももまで、さまざまだからです。一概には言えませんが、低学年の頃は親が塗ってあげて、子どもが自分でやりたいと言い出したらできるだけその意思を尊重するべきだと考えます。とはいえすべて自分で塗らせるのは難しいでしょうから、腕や顔など自分で塗れるところは自分で塗らせて、背中などは親が塗るといったように役割分担してもよいと思います。

皮膚科医は外用剤の使い方で腕の良し悪しが出る

患者から「先生、もう皮膚が赤くないから塗るのをやめてもいいですか?」という質問をよく受けますが、私の答えはいつも「病気はまだあります!」です。一見正常な皮膚に見えても、皮下組織に炎症がある「かくれ炎症」の可能性が高いからです。だからこそ、私の医院では症状が出ていないときに治療する「プロアクティブ療法」を取り入れているのです。ただし、患者の多くは副作用への恐れからステロイド剤の長期使用に対して忌避感を持ちます。確かに、プロアクティブ療法にステロイド外用剤を用いる医師は数多くいます。私の経験上、ほかの医療機関が乳幼児の患者に対して必要以上に強いステロイド外用剤を長期にわたって使い、皮膚トラブルで患者本人や家族が悩むケースを何度も見てきました。そのため、私がアトピー性皮膚炎の患者に治療薬として用いるのは、ステロイドを一切含まないノンステロイドタイプの外用剤です。私の場合はプロアクティブ療法に効果が異なる3種類のノンステロイド外用剤を組み合わせています。これを私自身は「三種の神器」と呼んでいます。この三種の神器をいかにして使いこなすかが、皮膚科医の腕の見せ所だと考えています。

なぜなら、乳幼児に強いコルチコステロイド外用剤を長期間使って、皮膚にトラブルが起こり大変な思いをしている患者を多く診てきたからです。例えばある乳幼児の患者は、他院で上から2番目の強さである2群のコルチコステロイド外用剤を長期間使ってプロアクティブ療法を実施していました。ところがその結果、皮膚の内出血によって紫色の斑点ができる紫斑になってしまい、泣きながら私のクリニックを受診しました。これは、子どもに対して強いステロイド剤を長期間使ったことによる好ましくない結果です。

このような患者と多く向き合うなかで、私は今ではノンステロイドによるプロアクティブ療法を行うべきだと考えるようになりました。ノンステロイドによるプロアクティブ療法のメリットは、皮膚が萎縮する心配がないため長期の使用に適している点です。同時に、ステロイド剤の強さでいえばストロングクラスの効果が期待できるほか、皮膚のバリア機能の回復効果も期待できます。アトピー性皮膚炎については、特に患者の一生を考えて治療方針を決める必要があります。患者の5年後、10年後、さらにはその後まで見通して治療を考えることが大切なのです。

これも、私の実経験から導き出した答えです。私自身、長年患者としてステロイド外用剤を使ってきたため、指先の皮膚が薄くなってしまいました。このような経験から、現在では患者に対して、皮膚への負担が少ないノンステロイド薬を用いたプロアクティブ療法を提案しています。治療を行うなかで、長期的視点を持って、患者の生活の質をできる限り損なわずに続けられる治療を提案することが、皮膚科専門医として大切な役割だと感じています。

副作用を抑えた3種類の革新的な外用剤

「三種の神器」とはプロトピック®軟膏、コレクチム®軟膏、モイゼルト®軟膏の３つの外用剤のことです。まずプロトピック®軟膏はタクロリムスと呼ばれる物質で、過剰な免疫を抑え、アトピー性皮膚炎のかゆみや炎症を抑える薬です。正常の皮膚からは吸収されず、アトピー性皮膚炎のバリア障害のある皮膚からのみ吸収されるのが特徴です。

コレクチム®軟膏はＪＡＫ阻害剤の外用薬で、ヤヌスキナーゼファミリーと呼ばれるすべてのキナーゼ活性を阻害することでアトピー性皮膚炎の炎症を抑えます。ＪＡＫとは、細胞外からの刺激に応じて分泌されるタンパク質であるサイトカインを細胞内に伝達する酵素のことです。このＪＡＫ経路をブロックすることで、かゆみや炎症を抑える仕組みになっています。成分には深海サメから採れた「スクワレン」が含まれていて、これによって刺激感が抑えられています。大人だけではなく、生後6カ月から使用可能なことも特徴の一つです。

最後にモイゼルト®軟膏です。この薬は2021年に登場した新薬で、生後3カ月から使用可能です。皮膚の炎症を引き起こす原因の一つにサイトカインという物質がありますが、アトピー性皮膚炎の患者は、本来サイトカインを抑える役割を持つcAMPという物質の濃度が低い傾向にあります。モイゼルト®軟膏は、cAMPを分解してしまう酵素であるホスホジエステラーゼ4（PDE4）を阻害して、cAMPの濃度低下を抑えます。正常の皮膚からも吸収されますが使用制限はありません。

これら「三種の神器」の良い点は、ステロイド外用剤のような皮膚萎縮の副作用がないことです。そのため長期使用しても問題ありません。また、ステロイド外用剤は皮膚バリア機能を妨害しますが、取り上げた3つの外用剤は逆に皮膚バリア機能を回復させる働きがあります。アトピー性皮膚炎に悩む人は「三種の神器」によるプロアクティブ療法で寛解維持を目指してほしいと思います。

患者の声を聞いてこそ薬剤の効果は活きる

このように3つの薬剤の効果は高いのですが、使い分けが難しく頭を悩ませる皮膚科医が多くいます。そのため私は「三種の神器の使い分けの極意」をテーマにした講演会に呼ばれることが増えています。

私自身はこの3つの薬を使い分ける際に、患者の声をしっかり聞くようにしています。順番に処方してみて、患者自身が感じた使い心地を聞いています。実際に使ってみると、患者は「こちらのほうが効いている気がする」などと感想を伝えてくれます。そうした患者の声を丁寧に拾うことで、その人に合った処方ができると感じています。

アトピー性皮膚炎の治療ではいかにしてアドヒアランスを上げるかが重要になりますが、アドヒアランスを上げるためには患者自身の「使いやすい」「効果があるように感じる」といった感想も重要になります。3つの薬剤はそれぞれに使い心地が異なるため、患者がどのような使い心地を好むかは重要なポイントです。例えばプロトピック®軟膏には少し刺激感があり、ヒリヒリすると感じる人もいます。しばらくすると慣れてくるのですが、しっかり説明してから使い始めないと最初の刺激感で治療から脱落してしまう患者もいます。刺激が嫌な場合は、大人であっても小児用の濃度が半分の薬から使ってみるという方法もあります。いずれにしても実際に患者に使ってもらってみて、その声から何がベストかを考えるのがアドヒアランス向上の近道だと考えています。

外用剤で治らない場合は全身療法を検討

外用剤を使った外用療法でもなかなか治らない場合は、内服療法や注射療法などの全身療法を検討します。ＪＡＫ阻害剤の内服には3種類あり、その中の1つであるオルミエント®という製品が、２０２４年から生後2歳以上の小児に適応拡大されました。基本的に一日1回、1錠を内服することでアトピー性皮膚炎における炎症をコントロールし、かゆみや湿疹などの改善を期待する薬です。

ただし、薬の値段が高額なことと、この薬剤による治療を行うには血液検査や画像検査を行って感染症ではないことを確認することなどが必要なので、私のクリニックでは現在のところ使用していません。なお、この薬剤は2022年に難治性の円形脱毛症の薬としても適応追加されています。適応追加とは、すでに効果が認められている病気に追加する形で、他の病気もその薬の適応とすることです。

全身療法を導入する場合、私はまず効果も高いデュピクセント®を選択します。この薬は、副作用が結膜炎くらいで安全性が高く、効果も高いからです。2023年には、生後6カ月以上の小児にも適応拡大されました。なお2023年には、強いかゆみがある赤みがかったドーム状の硬い盛り上がりができる結節性痒疹《けっせつせいようしん》、2024年に特発性の慢性蕁麻疹《じんましん》に適応追加されています。

デュピクセント®が効果を発揮する仕組みは、サイトカインの働きを抗体でブロックすることによるものです。アトピー性皮膚炎の患者では、タイプ2と呼ばれるアレルギー炎症（Th2）によって産生される「IL-4」「IL-13」というサイトカインが皮膚の炎症を引き起こして、かゆみなどの症状を引き起こします。デュピクセント®はこのサイトカインの働きを抗体でブロックすることによって、炎症やかゆみを抑えて、皮膚のバリア機能も改善します。

デュピクセント®も薬の値段は高額ですが、医療費助成制度もあるので患者の負担を軽減できます。医療費助成制度は自治体によって異なりますが、私のクリニックがある福井県坂井市では高校生でも自己負担ゼロでデュピクセント®が使用できます。

この薬は副作用のリスクが少ない点からも、全身療法の第1選択薬になると思います。生後6カ月から15歳未満の小児の場合、体重あたりの投与量が決められています。15歳以上の成人では自己注射しやすいペン型がありますが、小児は体重によってはシリンジタイプしかありません。そのため注射嫌いの痛がりの患者には、注射の前にわきで温めるなど、使用の工夫が必要かもしれません。

私自身もそうですが、注射嫌いを意味する注射恐怖症の人は、全人口の10％程度いるという研究もあります。実際に、私も極度の痛がりの患者が注射を払いのけてしまい、高額な薬を破棄せざるを得なくなった経験があります。そのようなことにならないためにも、特に注射恐怖症の患者に対しては痛みを和らげるための工夫が必要になります。痛みを和らげるための工夫としては、注射するところを冷やしながら打ったり、子どもからできるだけ注射器がみえないように抱っこしたり、動画やおもちゃなど子どもがすきなもので気をそらすなどの方法があります。工夫をしても痛みをゼロにはできませんが、少しでも痛みや恐怖を和らげるための取り組みは必要だと考えています。大切なことは子どもの不安や恐怖心を受け止めて、子どもが思っていることをちゃんと聞いてあげて、何のために注射をするのかを子どもに説明して安心させてあげてください。そして痛みを克服して上手に注射できたら、たくさん褒めてあげてください。

かゆみが強いときは冷やして対処

アトピー性皮膚炎は手指で患部をかかないことが大切ですが、守るのはなかなか難しい問題です。なぜならかゆみによってストレスでイライラすると、それによってついかいてしまうことがあるからです。学童期の子どもの場合、家族から「かかないで！」と言われると、「だって、かゆいもん！」と反発して、さらにストレスやイライラが溜まる悪循環にも陥りかねません。皮膚をかきむしる子どもをみると注意したくなる気持ちはたいへんよく分かりますが、家族はそれを叱ったり注意したりするのは控えてほしいと思います。

かゆいときの対処法としては、まずかゆい部分を冷やします。濡れタオルでもいいですし、保冷剤をタオルで包んで冷やすのでもいいと思います。冷蔵庫で冷やしておいた缶コーヒーやジュースなどを顔に当てるだけで、かゆみが和らぐこともあります。

かゆみの軽減について、最近になって興味深い研究結果が報告されました。冷やすのではなく、反対にわずか5秒の温熱刺激によって、かゆみが軽減したというものです。具体的には、49℃の温熱を5秒当てるという方法が取られました。非常に興味深い報告で、今後の研究が待たれます。

ただし、お風呂の温度やシャワーの温度は38〜40℃に設定します。かゆみは皮膚が温度や痛みを感じる温痛覚と同様に、43℃付近で脳にシグナルが伝わるからです。アトピー性皮膚炎のかゆみを抑えるためには熱すぎる風呂は望ましくありません。具体的には、冬は寒いので40℃付近に設定して、夏は38℃付近がいいと思います。

また、色とかゆみの影響を調べた興味深い研究もあります。それによれば、青色はかゆみを抑制し、赤色はかゆみを増強したということです。子どもや乳児がかゆがるときは、赤色のおもちゃより青色のおもちゃを持たせたり、青色の衣服などを選んでみたりしてもいいかもしれません。

子どもが無意識に皮膚をかく行為に対処する

寝ている間に無意識にかきむしってしまうのは、幼児でも学童期の子どもでもどちらも起こり得ると思います。アトピー性皮膚炎の子どもを持つ家族は、夜、隣で寝ている子どもの布団からボリボリとかきむしる音が聞こえたり、知らない間に体中に傷がついたりという経験をしていることが少なくないと思います。あるいは夜中にかきむしってしまい、朝起きたらパジャマに血がついているようなことも珍しくはありません。

かきむしると皮膚に傷がついて、その傷に雑菌が入ってさらにかゆくなるという悪循環に陥ってしまうので、かかないことと擦らないことはとても重要です。そこで、幼児期と同様に学童期の子どもでも、必要に応じて寝ている間はミトンを着用すると効果的です。

なお、メーカーによっては赤ん坊用のサイズから大人用のサイズまで、多彩なサイズを用意していることもあります。夜間のかきむしりを防ぐためには、ミトンは大人から子どもまで有効です。寝ている間のかき傷などが気になる人は、ぜひ試してみてほしいと思います。

ただし子どもの場合は、寝ている間にミトンが外れてしまうという相談を保護者から受けることもあります。そのような場合は、取れないようにパジャマにテープで固定するなどの工夫をすることで、寝ている間に外れるのを防ぐことができます。

かきむしって皮膚が傷つくのを防ぐためにもう一つ重要なポイントは、爪を短く切るということです。小さな子どもに「かいてはいけない」と教えても、なかなか難しいと思います。そこで、せめて爪を短く切ることで皮膚を傷つけるのを最小限にすることが重要になります。爪が長いよりは短いほうが、また皮膚に対するダメージを小さくできます。もちろん、深爪になるまで切る必要はありませんが、アトピー性皮膚炎の子どもの爪はいつも意識して短く保つことが大切です。

なお、子どもに関しては、下にきょうだいが生まれると上の子どものかきむしりがひどくなることがあります。これは、自分自身を激しくかきむしることで、親の注目（愛情）

を引こうとしているのだと言えます。このときに、子どもがかきむしるのを見るのは親としてつらいことだと思いますが、あえて無視して、その場から立ち去るようにするのがよいと私は思います。それと同時に、かきむしっていないときには十分に相手をして愛情を示してあげるのです。こうすることで、子どもはかきむしることで親の注目を引くことはできないと学習して、かく行動が止まることがあります。

いざというときに備えて、病気を周囲に知ってもらうことが大事

「アトピー性皮膚炎のことを学校に伝えたほうがいいでしょうか？」と質問されることもありますが、学校に知ってもらうことは大切だと思います。学校には「学校生活管理指導表」というものがあります。これは、アレルギー疾患をはじめとして学校での生活において特別な配慮や管理が必要な児童生徒に関して、主治医が記載して保護者を通して学校に提出するものです。この指導表などを活用して、汗や紫外線対策、あるいは学校で飼育し

ている動物によって症状が悪化する場合の対応などを相談します。

このほかにも「動物を家で飼ってもいいですか？」という質問もよく聞かれるものの一つです。こうした質問に対して、私はいつも「基本的には飼ってもいいですよ。動物には癒やし効果がありますから」と答えています。私自身も小学生のときに「太助」という名前のかわいい柴犬を飼っていて癒やされました。よだれや毛でかゆくなるのにはまいりましたが、太助がいることで随分心が癒やされたのを覚えています。

汗をかくことは患者にとって有害どころか有益

学童期の子どもを持つ保護者に、ぜひ伝えたいことがあります。それは、子どもには好きなスポーツを好きなだけやらせてあげてほしいということです。学童期になると、体の関節部の内側の汗の溜まりやすい部分の症状が悪化するため「汗をかくようなスポーツをさせたくない」と考える保護者もいるかもしれません。

確かに、以前は「発汗は悪者」とされて、アトピー性皮膚炎の患者はできるだけ汗をかかないように指導がなされていました。ところが、これは誤解であることが今では分かっています。実際には汗をかくこと、つまり発汗と汗そのものはアトピー性皮膚炎への影響が異なるのですが、この頃はそれらが正しく区別されていなかったのです。今では汗をかくこと自体はとても大切で、アトピー性皮膚炎でも積極的に汗をかいたほうがよいことが分かっています。もちろん、汗をかいてそのまま放置しておくとかゆくなってしまうので、スポーツ後の汗対策は必要です。汗をかいたらすぐにタオルで優しく拭いて、家に帰ったらすぐにシャワーを浴びて汗を流すとよいと思います。

私も時代劇が好きで小学生の頃は剣道を習っていましたが、面をかぶると汗でかゆくなってしまうので、剣道は断念せざるを得ませんでした。この頃は、まだ発汗と汗そのものの影響の違いが知られていない時代でした。なお、私が医師を志したのもこの頃です。私は3歳でアトピー性皮膚炎を発症して、それ以降、重度のアトピー性皮膚炎と鼻炎に悩まされてきました。当時は重症のアトピー性皮膚炎の子どもは少なく、私は「なぜ自分だけがアトピーでこんなに苦しめられるのか！」とアトピーをとても恨んでいました。そんなとき、当時放映されていた『赤ひげ』という貧しい人を治療する医師の物語に憧れて、自分自身が悩んでいたアトピー性皮膚炎が治せる皮膚科医を目指す決意をしたのです。

途中で断念せざるを得なかったとはいっても、剣道を習っていて本当に良かったと考えています。なぜなら、剣道を通して礼儀を教わることができたからです。当時、警察署の署長が子どもたちに剣道を教えてくれていたので、私も警察署に通って剣道を習っていました。そのとき、警察署長から「剣学一如」という言葉を教えてもらったことも非常に役立ちました。「剣学一如」とは、剣道の上達を通して、学ぶことに必要なことを身につけるという意味です。剣道を一生懸命にやれば、勉強する時間がなくなって、学問がおろそかになるわけではありません。そうではなく、かえって学問も上達するのです。これはすなわち、剣の道も学問の道も同じく一如であると諭されました。幼心になるほどと妙に納得して、それ以来、私の座右の銘は、「剣」の代わりに「遊」という文字に入れ替えた「遊学一如」としています。

この言葉は、さまざまなものに興味を持ち、良い意味での遊び心を持って学問に勤しんでいこうという決意を表しています。私自身がアトピー性皮膚炎に悩んで成長してきた経験からも、ぜひ、アトピー性皮膚炎の子どもを育てている保護者の人には、汗を恐れずに子どもに好きなだけスポーツをやらせてあげてほしいと思います。実際に、私は剣道を断念したあとも、中学、高校と軟式テニスを楽しみました。確かにここでも汗でかゆくなるのに悩まされましたが、この頃にはスポーツによってストレスが発散されることのメリットのほうが大きいと感じるようになりました。すでに、自分なりに汗をかくこと自体はアトピー性皮膚炎には良いことだという自覚が出ていたのだと思います。

ストレスは、アトピー性皮膚炎の悪化要因の一つです。ですから、そのストレスを解消するためにもスポーツや大好きなことに夢中になるのはよいことです。なによりも、勉強やゲームばかりしている子どもよりも、大いにスポーツに打ち込んだ経験を持つほうが将来、世の中に出たときにきっと役に立つはずです。

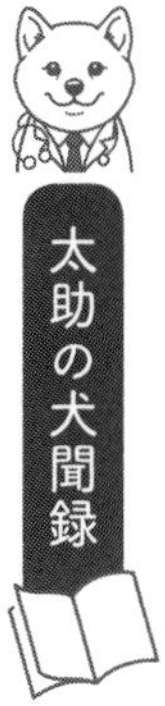

寝る前にラベンダーの香りをかぐと睡眠時のかゆみが和らぐ!?

僕は「太助」である。大人のアトピー性皮膚炎は、ストレスが悪化の重要な因子だ。ストレスで脳の自律神経や免疫系の働きが乱され、かゆみが増すらしい。ストレスにさらされると副腎皮質ホルモンが分泌され、皮膚の炎症を抑える働きがあるが、過剰なストレスで消費されると炎症が悪化する。

ご主人は大学の勤務医だった頃、全身熱傷のＩＣＵの患者を徹夜で治療しながら、研究し、夜寝る間もない毎日だったようだ。ご主人は子年《ねどし》生まれだが、動物棟でネズミを扱うとかゆくなったらしい（笑）。かゆくて寝つきの悪い日には、部屋の明かりを暗くしてヒーリングミュージックを聴き、ラベンダーの香りを嗅いで嫌なことは忘れて寝るようにしていたらしい。現在も寝る直前にはお風呂に入らないようにして、寝具や寝間着にも気を使い、アレルギーが起きにくい綿などの素材にして汗の吸着下着を着て寝ているようだ。

就寝2時間前くらいから部屋の明かりを暗くして（できればオレンジ色の優しいライトで250ルクス以下が目安）、テレビやスマホを触らず、楽しいことを考えて寝ると良いらしい。寝つきをよくするホルモン「メラトニン」は起床してから約14時間後に分泌され2時間かけて十分量に達すると眠気が出るので、この時間帯に明るいところにいると体内時計が狂って不眠の原因になるからだ。

ヒーリングミュージックを聴くとα波と呼ばれる脳波が誘発されて、自律神経のバランスを整えたり不安やイライラを落ち着かせたりする効果があり、かゆみのイライラも落ち着く可能性がある。睡眠の30分から1時間くらい前に歌詞のない曲やなじみのある曲を選び、音量は40デシベル以下が良いようだ。

ラベンダーにはかゆみを鎮める鎮掻痒作用があり、花粉症による目のかゆみにも効果が期待できる。洗面器にお湯（または水）をはり、ラベンダーの精油を1滴垂らし、よくかき混ぜてタオルを浸し、目を閉じてタオルをあて3分程度やさしく押さえると目の

図08 リラクゼーションの勧め

アトピー性皮膚炎、蕁麻疹、にきびや慢性湿疹など皮膚疾患とストレスのない 社会生活はないので上手にストレスを発散しましょう！　夜、痒くて寝付きが悪い人は以下の工夫をしてみましょう。

1）お風呂は就寝前に入らないようにしましょう。できる限り早めに入浴し、ぬるめのお湯でゆっくりリラックスして一日の疲れをとりましょう。入浴剤にもリラックス効果のあるものがありますが、アトピー性皮膚炎の人はかぶれることがありますので注意しましょう。

2）就寝2時間くらい前から部屋の明かりを暗くしましょう。(できればオレンジ色の優しいライトで、250 ルクス以下が目安)。→寝付きをよくするホルモン「メラトニン」は起床してから 14 時間後に分泌され2時間かけ十分量に達すると眠気がでます。この時期に明るい所にいると体内時計がくるい不眠の原因になります。

3）枕元に良い香り(ラベンダーなどが睡眠効果を高めます)をたいて寝るのもよいでしょう(アロマ療法)。

4）ヒーリングミュージックのＣＤを聴きながらリラックスして寝ましょう。ゆっくりといい夢をみてお休みください。

かゆみが楽になるようだ。

香りは好みがあるが、アロマテラピーでリラックスするのも効果的だ。ラベンダーは、フローラルで優雅な香りでストレスを和らげて気持ちを落ち着かせてくれる。カモミールローマンは、リンゴのような甘くフルーティーな香りでリラックスさせてくれる。イランイランは、エキゾチックで甘みのある濃厚な香りで気持ちを落ち着かせてくれる。ご主人はラベンダーの香りが好きで、リラックスしてかゆみも治まるらしい。自分の好きな香りを見つけて、かゆみを忘れていい夢を見て寝てほしい！（上図、クリニックで配布しているリラクゼーションの勧め参照）

第4章

【青年期】13～22歳
精神面を安定させ
「汗活」で
症状をセルフコントロール
青年期の治療と家庭でのケア

受験が続く青年期はストレス対策が重要に

アトピー性皮膚炎の症状が青年期まで続く場合は、成人型アトピー性皮膚炎と呼ばれます。思春期から大人にかけての時期は、再び首から顔の湿疹が強くなります。皮膚が厚くなったり、肌の表面がザラザラした状態になったり、手の湿疹が治りにくくなったりします。顔では、下まぶたにシワができたり、目の下の鼻側に黒ずみが見られたり、眉毛の外側の皮膚が薄くなったりする症状が多いです。

成人になると、顔が一時的に潮紅する、皮膚がゴワゴワして硬くなり、象の皮膚のように見える、皮膚の硬さに変化が生じるなどの症状が起こります。アトピー性皮膚炎の患者は小さい頃から長い間皮膚をかきむしっているので、皮膚を守ろうとして分厚く硬くなっていきます。そして、触るとザラザラしたりゴワゴワしたりするようになります。

これらの症状は、まるで赤鬼のように見えることから「赤鬼様顔貌」といわれています。顔のほぼ全体にさまざまな変化が見られますが、なぜか鼻の周りには湿疹が出ません。鼻

図09　著者のアトピー性皮膚炎の経過グラフ

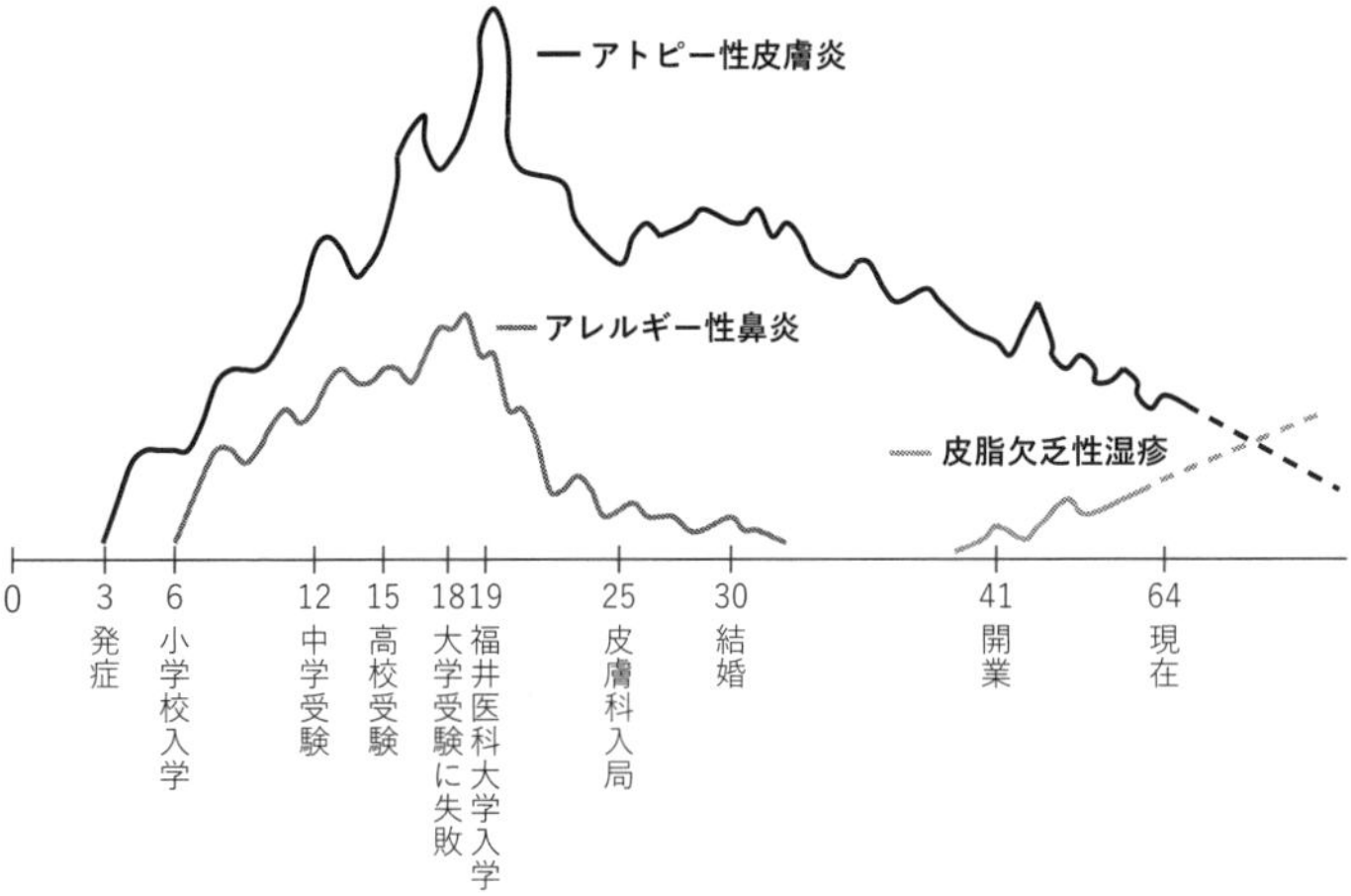

は皮脂の分泌が盛んなので、適度に皮膚が保湿されているからだと考えられています。慢性の炎症により首にさざ波のような色素沈着も起こります。

青年期はいかにしてストレスに対処するかが重要なポイントになります。アトピー性皮膚炎はストレスによって悪化することが分かっていますが、この時期は、中学受験、高校受験、大学受験などどうしても強いストレスがかかりやすいので、ストレスによるアトピー性皮膚炎の悪化が起こりやすい時期といえます。

過度のストレスやプレッシャーは症状を悪化させる

私は3歳のときにアトピー性皮膚炎を発症し、小学校に入学する頃には鼻炎も発症していました。受験の際にはストレスでアトピー性皮膚炎が悪化しました。アトピー性皮膚炎の症状を振り返ってみれば、発症してから成長に伴ってどんどん強くなっていき、中学受験や高校受験でそれぞれ症状が悪化し、大学受験のときが症状のピークだったように感じます。

小学生のときに医学の道を志し、当時は今のように中学受験用の塾などあまりなかったので、バスを乗り継いで遠くの塾に通って附属中学校の受験勉強に励みました。受験勉強のストレスで悪化するかゆみに耐えながらもなんとか希望の中学に合格し、その後、高校受験を経て大学受験に臨みますが、現役のときはあえなく不合格になってしまいます。母子家庭で育ったので実家は決して裕福ではなかったのですが、それでも母が「1年だけ」という約束で浪人して予備校に通わせてくれました。

このときは「絶対に失敗できない」という強いプレッシャーを感じて背水の陣で受験に臨んだので、アトピー性皮膚炎のかゆみも人生で最大のつらさだったのを今でも覚えています。結果として1浪したあとに、無事に福井医科大学に合格することができました。

余談ですが、私はアトピー性皮膚炎であることを含めて、マイナスな経験が必ずしもマイナスな結果にはならないと実感しています。自分がアトピー性皮膚炎であることによって患者のつらさが分かる医師になれたと感じますし、受験のときも1浪したおかげで、現役のときにはなかった福井医科大学の1期生として入学することができました。大学では自分たちで一からテニス部を立ち上げるなど、すばらしい仲間とさまざまな経験もできました。つくづく、人生は何が功を奏するか分からないものです。

大学へ入学後も、皮膚科の医局に入局したときや研修医時代など、さまざまなターニングポイントで症状の悪化を感じました。研修医というのは非常に多忙で食事をとる時間も満足になかったため、この時期も非常に症状が悪化したと記憶しています。

アトピー性皮膚炎の患者でも工夫次第でストレスは解消できる

アトピー性皮膚炎はストレスによって症状が悪化するため、いかにしてストレスを発散させるかが重要になります。ですから、私は青年期以降の患者に対しては、いつも「あなたの趣味はなんですか」と聞くようにしています。なぜなら、ストレスの発散には趣味に没頭することがいちばんだからです。

診察時に患者の趣味を聞いたら、積極的に趣味を楽しむようにアドバイスします。カラオケが趣味ならば、「嫌なことがあったらカラオケで歌いまくってくださいね」と話しますし、ランニングが趣味ならば「ランニングで汗をかいたらできるだけすぐに拭くようにしてください」などと、アトピー性皮膚炎をコントロールする視点からアドバイスします。

反対に、無趣味だと言う患者がいたら「なんでもいいから興味があることに挑戦してみてはどうですか」とアドバイスします。アトピー性皮膚炎の症状を緩和させるのに、ストレス発散の方法を持つことはとても大切だからです。改めて趣味を探さなくても、やってみて自分が「楽しい」と思えることや「心地良い」と感じられることならば、なんでもいいと思います。

趣味に没頭することは、日常生活で抱えるストレスを効果的に発散させ、精神的な安定をもたらします。例えば、スポーツやカラオケ、読書、散歩、音楽、ヨガ、アウトドアなど、趣味の内容はなんでも良いのです。自分の好きなことに没頭して過ごすことで、ストレスを解消させて気持ちを前向きにする助けとなります。また、笑顔を作ることも大切です。たとえ作り笑いであっても、笑顔は免疫細胞の働きを活性化するといわれます。笑顔の時間を増やすためにも、積極的に趣味の時間を持ってほしいと思います。

実際に私も小学生のときは汗でかゆくなるので剣道を断念しましたが、その後は硬式テニス部を創設するなどスポーツを楽しんでいます。たしかに汗が皮膚に付くことでかゆみは増すのですが、同時に大好きなスポーツに打ち込むことでストレス発散になり、かえって肌の調子が良くなる日もありました。私自身の経験からも、趣味を持ってストレスを発散することがアトピー性皮膚炎のコントロールにも良いと感じています。

また、趣味によるストレス発散以外にも、日常生活のなかで小さな工夫を重ねてストレス対策を行っていくことが重要です。私は皮膚科の医局に入局すると同時に大学院に入学し、臨床と研究に明け暮れて教授にも叱られて、眠る間もないような生活を送っていた時期があります。そのようなときは、とにかく日常生活のなかでストレス対策を工夫しました。

さまざまな試行錯誤の結果として今でも実行しているのは、寝室の環境を整えることです。自宅の寝室では、夜になると間接照明にしてテレビを消して、スマートフォンなどには触らずに波や小鳥のさえずりなどのヒーリングミュージックを聴いて、同時にラベンダーの香りを嗅ぐなどリラックスできる環境を整えています。そして、こうした環境のなかで、嫌なことを忘れて就寝するようにしていました。こうした小さな工夫の積み重ねによって、ストレスを解消させて症状の悪化を防ぐことにつながると考えています（89ページ犬聞録参照）。

ストレスはアトピー性皮膚炎の悪化要因の一つとなるため、医師は積極的に患者の話を聞き、悩みに寄り添う姿勢が重要です。こうしたサポートにより、患者が抱える心の負担を軽減して、症状の緩和につながることが期待されます。一方で、アトピー性皮膚炎自体がストレスの原因となり、長期間にわたる症状や治療に対する不安から、うつ病などの精神的な病気を合併するケースも少なくありません。アトピー性皮膚炎のかゆみは非常に強力なので、それによって精神的にダメージを受けてしまうことも珍しくはないのです。

特に多感な時期を迎える青年期のアトピー性皮膚炎患者には、メンタル面でのサポートがとても重要です。アトピー性皮膚炎は、かゆみや外見の変化が原因で自己肯定感が低下することがあり、対人関係や日常生活においてもストレスを感じやすいといえます。多感な青年期は「どうして自分だけこんなにかゆいのだろう」などと思い、イライラを募らせる人が少なくありません。私自身、学生の頃はアトピー性皮膚炎特有の見た目から、ひどいあだ名を付けられた記憶があります。幸いにして私はそうしたことによって落ち込むことはありませんでしたが、なかにはアトピー性皮膚炎が原因で不登校になったり引きこもりになったりすることもあります。

こうした悩みを抱える青年期のアトピー性皮膚炎患者に対しては、皮膚科医だけではなく必要に応じて精神科医と連携したり、家庭や学校と協力したりすることも重要になります。皮膚科医と精神科医が連携して治療にあたることで、身体症状だけでなく、心のケアを含めた包括的な治療を行うことができます。

アトピー性皮膚炎と蕁麻疹は別のものですが、アトピー性皮膚炎の患者は蕁麻疹などが出やすい傾向があることも知っておくとよいと思います。皮膚のバリア機能が低下しているため、さまざまなアレルゲンが皮膚から侵入してそれに対する蕁麻疹が起こりやすいのです。

一般の人にはアトピー性皮膚炎の皮疹と蕁麻疹の皮疹は見分けがつきにくいかもしれませんが、私たち皮膚科医が見ればすぐに分かります。蕁麻疹による皮疹は同じ場所に出ることはなく、出たり消えたりを繰り返しながら1～2時間で消えてしまいます。これに対してアトピー性皮膚炎の皮疹は、短時間で消えることはありません。また、蕁麻疹には抗ヒスタミン薬が効きますが、アトピー性皮膚炎は抗ヒスタミン薬だけではなくさまざまな薬を組み合わせることが必要です。

このようにアトピー性皮膚炎と蕁麻疹は別のものですが、どちらもストレスによって出やすいという特徴はあります。青年期は受験勉強などでストレスが溜まりやすいため、この時期は特にアトピー性皮膚炎と蕁麻疹の両方に注意が必要といえるかもしれません。

汗は本当に悪者か？

アトピー性皮膚炎の患者にぜひ知ってほしいことの一つに、アトピー性皮膚炎と汗との関係があります。アトピー性皮膚炎の治療において、長年にわたり汗は症状を悪化させる悪いものだと考えられてきました。しかし、今では必ずしもそうではないことがガイドラインにも明記されました。これは非常に重要なことなので、ぜひとも多くの人に知ってほしいと思います。

かつては汗をかくとかゆみがひどくなるため、アトピー性皮膚炎の患者はできるだけ汗をかかないように生活することが必要だと考えられていたのです。しかし、私はこの常識に疑問を持っていました。なぜなら自分自身の経験からも、汗をかくことがそれほど悪いことだとは感じられなかったからです。

汗をかく行為としては、スポーツが代表的です。私は剣道やテニスなどさまざまなスポー

図10　Q. どんなときにかゆみが増しますか？

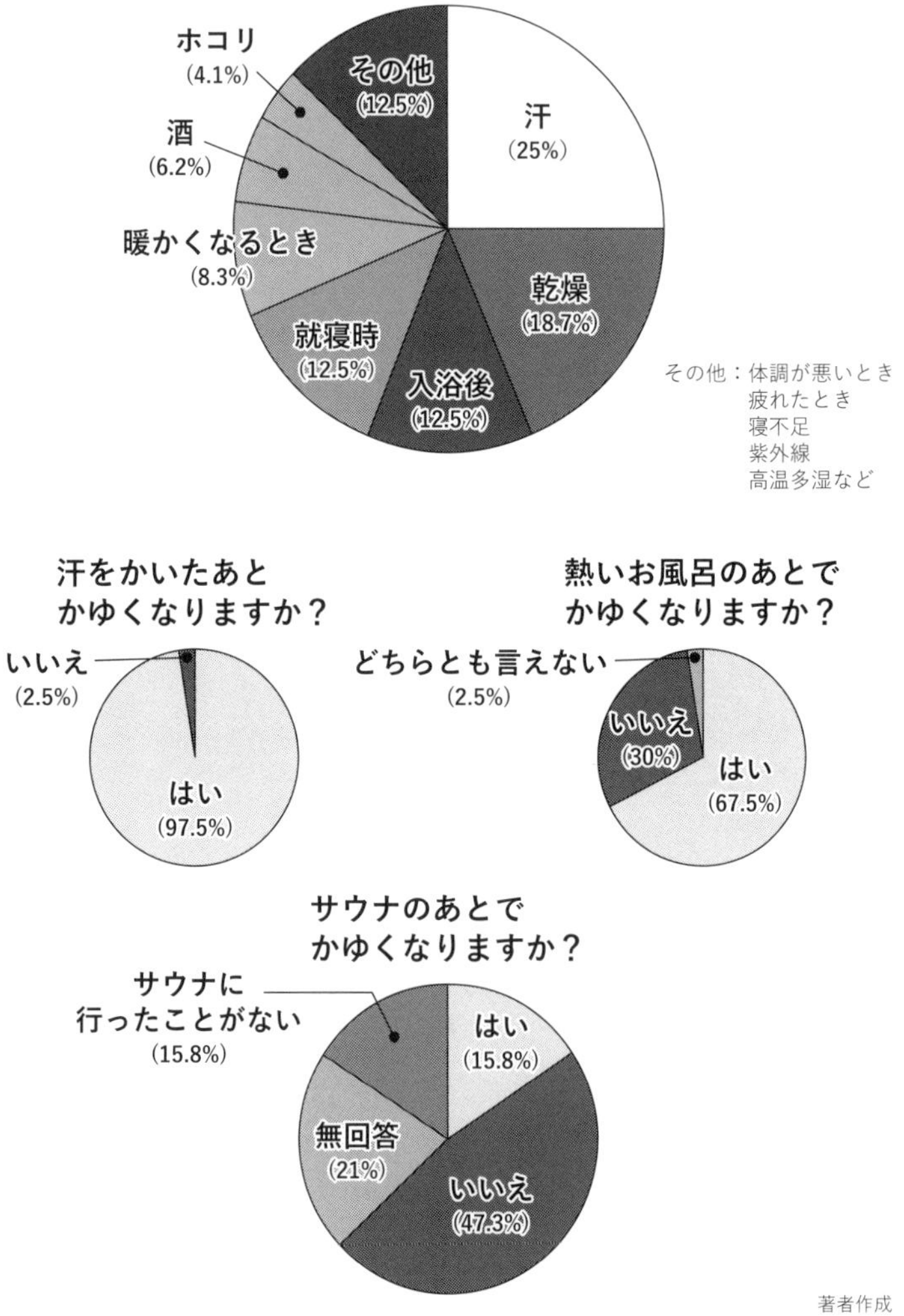

著者作成

ツに打ち込んできました。たしかに、スポーツをして汗をかくとかゆみが増します。しかし、汗をかくことは悪いことばかりではありませんでした。汗によるかゆみは出るもののそれ以上に爽快感も得られますし、何より症状が改善することもあったからです。こうした経験から、一概に汗が悪者だと決めつけることにはどうも納得がいきませんでした。

汗は悪者ではないかもしれないと漠然と考えていながらも、それを裏付けるほどの根拠は見つけることができなかったある日のことです。患者の声から大きなヒントを得ることができました。2004年の日本皮膚科学会総会で、「アトピーの皮膚科医が語るアトピー性皮膚炎」という演題で発表する機会を得たときのことです。その発表にあわせて、アトピー性皮膚炎の患者にアンケート調査を実施しました。

「どんなときにかゆみが増しますか?」との質問では「汗」(25%)が最も多く、次いで「乾燥」(18・7%)、「入浴後」(12・5%)、「就寝時」(12・5%)、「暖かくなるとき」(8・3%)、「酒」(6・2%)、「ホコリ」(4・1%)などがありました。このアンケート結果を見ても、汗でかゆみが増すという回答が最も多いことが分かります。

さらに「汗をかいたあとかゆくなりますか?」との質問で「はい」と答えた人は97・5%

と、ほとんどの人がかゆくなると回答していました。また、「熱い風呂のあとでかゆくなりますか?」との質問で「はい」と答えた人は67・5%でした。それに対して「サウナのあとでかゆくなりますか?」との質問で「はい」と答えた人はわずか15・8%しかいなかったのです。これは非常に意外な結果でした。サウナは風呂より温度も高く、汗も多くかくはずです。しかし風呂と比べてサウナでかゆくなるという人は少ない結果となっていたのです。この三者間でかゆみを比べると、汗>熱いお風呂>サウナの順に有意差があることが分かりました。

これには非常に驚きました。私は、汗でかゆくなる人が95%、風呂でかゆくなる人が67%ならば、サウナでかゆくなる人は80~90%にはなるだろうと予測していたからです。私自身、かゆくなるのが嫌でそれまでサウナは避けていたので、この結果を見て唖然としました。

そこで、このアンケート結果が本当かどうかを調べるために、自分で試すことにしました。恐る恐るサウナに入ってみたところ、滝のような汗をかいて、そのあと水で流したら、驚くべきことに肌の状態はとても良くなったのです。そのとき、私はそれまで漠然と考えていた、汗をかくこととは必ずしも悪ではないという思いが確信に変わりました。

汗を悪者とする考え方は、「汗をかくこと」と「かいたあとの汗」を同一に考えることから生まれたものです。しかし、実際にはこの2つは別のものです。たしかにかいたあとの汗を放置すれば症状の悪化につながりますが、汗をかくこと自体が症状を悪化させるというエビデンスはありません。同様に、発汗を避けるような指導をしたことで、症状が改善したというエビデンスもないのです。

そもそもアトピー性皮膚炎の患者はもともと発汗機能が低下していて、汗をかきにくい状態、つまり発汗障害の状態になっています。この原因は、汗孔閉塞による汗の滞留、皮膚炎に伴う汗腺機能の低下、汗腺から組織中への汗の漏出、神経症などが分かっています。汗に限らず、体の機能はできるだけ正常に戻したほうがよいわけですから、汗をかくことはアトピー性皮膚炎治療の到達目標の一つになります。

もちろん、汗をかいたまま放置すればかゆみが増すため、汗をかいたらすぐに冷たいシャワーなどで洗い流すことが必要です。汗をしっかりとかいて、かいたらすぐに洗い流すことによって、肌の状態は悪化するどころか改善することもあります。

この発見をして以来、「発汗」と「汗」を区別するようにガイドラインで記載されるのが、私の夢になりました。汗は必ずしも悪者ではないことを多くの人に知ってほしいと願うようになったのです。そしてその後、長崎大学の室田浩之教授らの尽力によって「汗をかくこと（発汗）」と「かいたあとの汗」を区別して考える必要があることが、２０１６年度のアトピー性皮膚炎診療ガイドラインに記載されました。

２０２４年度の最新のガイドラインでは「アトピー性皮膚炎の患者さんが発汗することの是非については、発汗を避ける指導が症状を改善したとするエビデンスはなく、発汗を避ける指導は必要ない。むしろ発汗後の汗対策指導を重視し、発汗低下症例では汗をかけるようになることが治療の到達目標の一つとなりうる」と記載されました。ここでは、アトピー性皮膚炎患者が汗をかくことを避ける指導は必要ないことが明記されています。それよりむしろ、汗をかいたあとの対策を重視し、汗をかけるようになることが治療のゴールの一つであるとされました。

まさに、私の長年の夢が叶った瞬間でした。患者としての私自身の体験からも、皮膚科専門医として多くの患者を診てきた経験からも、汗は悪者ではないということ、発汗と汗を区別すべきことなどがガイドラインに明記されたのです。これは非常に画期的なことだといえます。

アトピー性皮膚炎は「汗活」をしよう！

私はアトピー性皮膚炎の患者は怖がらずに汗をかいてもよいこと、そして、汗をかいたあとに洗い流すことが重要であるという考えを「汗活」と名付けて、啓発活動をしてきました。「汗活」の方法はさまざまですが、効果的なのは低温のミストサウナに入り、その後、水風呂または冷水シャワーで流す方法です。サウナだけではなく、ヨガなどでゆっくり汗をかいて、その後にシャワーで流すのも有効です。

「汗活」のポイントは、徐々に汗をかくことです。徐々にかく汗は「良い汗」ですが、急にかく汗は、汗腺の濾過《ろか》機能によってミネラル分が再吸収しきれず汗と一緒に出てしまうので、「悪い汗」となります。悪い汗はミネラル分が多いため、蒸発しにくく、体温調節の効率も悪くなります。良い汗には乳酸ナトリウムや尿素といった天然の保湿因子が含まれていて、保湿効果があります。また、抗菌ペプチドが含まれていて、細菌の増殖を防ぎま

図11 汗の刺激によるヒスタミン遊離率

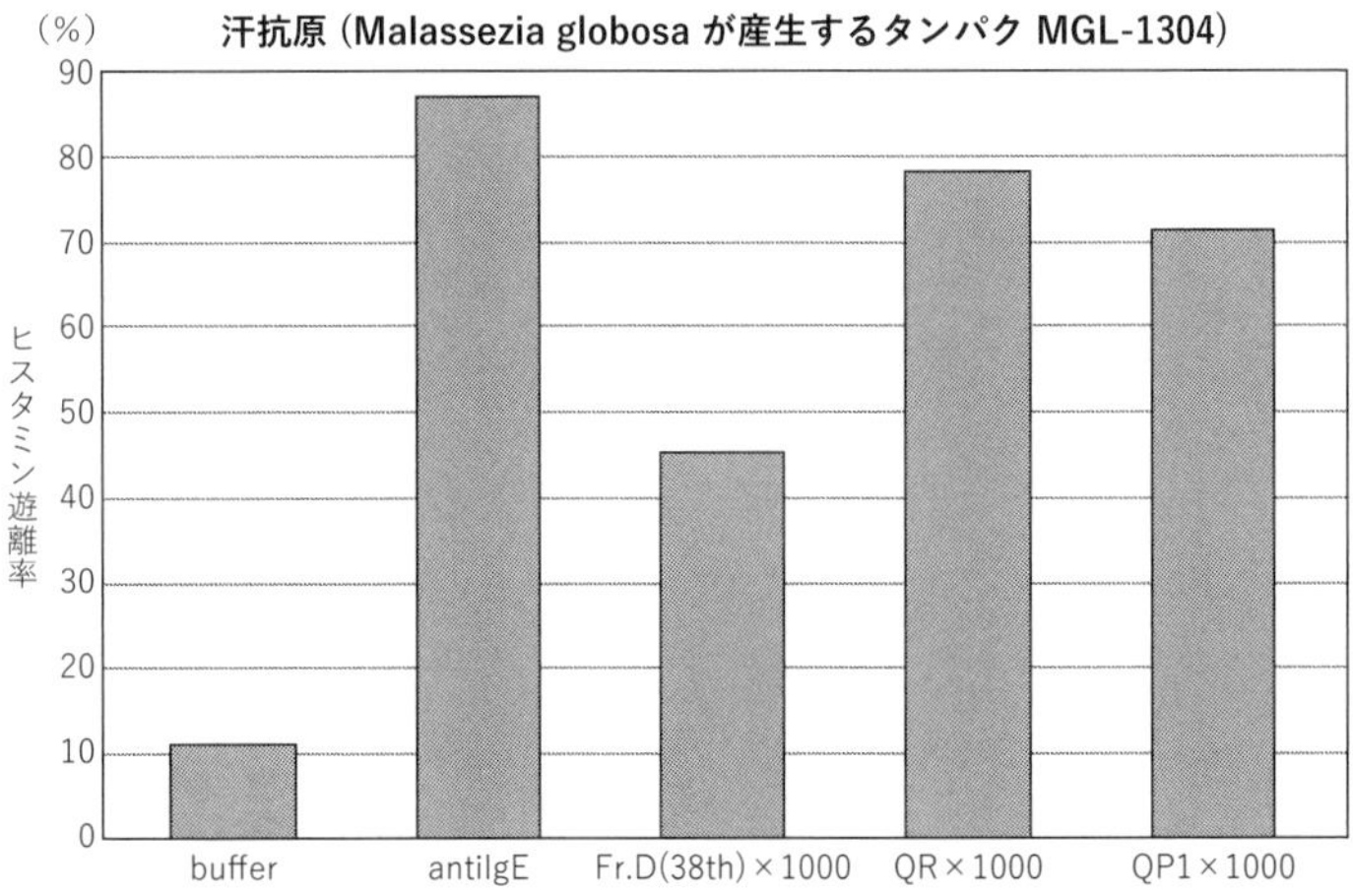

広島大学の秀道広教授による、著者の血液測定のデータを基に作成

す。汗のメリットを得られやすいように、ゆっくりと「良い汗」をかいて汗を味方につける「汗活」を実践してほしいと思います。

「汗活」のなかで勧めているものの一つに、サウナ療法があります。サウナ療法のポイントは、サウナで汗をかくことと、その後に必ず水風呂または冷水で流すことを何クールか繰り返すことです。そうするとアトピー性皮膚炎の患者で、さぼっているエクリン汗腺のリハビリになり、徐々に汗をかけるようになり、肌質も改善されます。

スポーツをして汗をかくのはストレス

発散にもなるためとても良いことですが、すぐにシャワーを浴びることができない点がデメリットです。この場合は、汗を吸収するタイプの下着を着るなどして工夫することがよいと思います。ほかにも、汗をかいた後の入浴にタンニン酸が含まれる入浴剤を使うなども良いアイデアです。タンニン酸は、汗の中に含まれるアレルギーの原因物質を中和する働きがあるので汗によるかゆみを抑える効果が期待できます。私は汗が悪者ではないことを広く知ってもらうために、メディアなどでも伝えてきました。例えばＮＨＫの『ガッテン！』という番組に室田浩之教授と出演し、サウナやヨガなどの「汗活」がアトピー性皮膚炎に良いことを解説しました。

「汗活」は有効である一方で、汗の溜まりやすい関節の屈曲部や頸部では、汗をそのままにしていると汗を介して皮膚の表面に存在するマラセチア抗原にさらされて皮膚炎が悪化する可能性があります。これを防ぐためにも、汗をかいたらシャワーなどで洗い流すことが大切です。実際、私の血液を当時の広島大学の秀《ひで》道広教授に測定してもらったところ、汗の刺激によって有意にヒスタミンが遊離し、私は間違いなく汗でかゆくなることが証明されました。さらにその後の研究で、汗抗原がマラセチアというカビの一種が産生するタンパクであることも分かりました（図11）。

インターネットで「汗」を検索すると最初に出てくるのは「多汗症」や「汗っかき」、汗に伴う「臭い」の情報で、汗に対するネガティブなイメージばかりです。しかし、汗は決して悪いものではないことを多くの人に知ってほしいと思います。

アトピー性皮膚炎と直接の関係はありませんが、汗に関するトラブルの一つに多汗症があります。多汗症とは、文字通り汗をたくさんかく病気です。多汗症には、全身から多くの汗をかく「全身性多汗症」と、手のひらやわきなど部分的に多くの汗をかく「局所性多汗症」があります。

私はアトピー性皮膚炎をきっかけに多汗症にも興味を持つようになり、今ではアトピー性皮膚炎と同様に多汗症も専門にしています。多汗症は社会的認知度が低く、本人も家族も体質だとあきらめてしまっていて、人に相談できずに悩む人が多い「サイレントハンディキャップ」です。周囲も本人も病気だと分からずに、恥ずかしさから人前で手を隠してしまうことなどがよくあります。

しかし最近では多汗症にも保険適用できる外用剤が3種類も発売され、治療方法も大きく進化しました。また、患者も勇気を振り絞って皮膚科を受診してくれるようになりました。多汗症の患者は自分を長年悩ませてきた汗を悪者と考えて、汗をかかないようになる「汗ゼロ」を目指すことがよくあります。しかし、そのような人に対しても、私は汗をかくことの重要性を説明して、汗がゼロではなく今よりも半分の量になるような治療の目標設定をするようにしています。

反抗期の患者は薬を塗るにもひと工夫が必要

青年期には、反抗期を迎える患者も多く、家族とともに対応に苦慮することがあります。なかには、家族には反抗するものの第三者である医師や看護師には心を開いてくれる患者もいますが、私たちに対しても診察室で何も話してくれない患者もいて、そのような場合は対処が難しくなってしまいます。小学生くらいまでは、まだ親が薬を塗ることが多いですが、中学生、高校生となると、特に男の子は母親に塗ってもらうのを嫌がることがあります。

自分では届かない背中に薬を塗るために、孫の手のような道具も市販されています。しかし、道具を使うことでかえって皮膚に傷をつけてしまうこともありますから、良し悪しかもしれません。そのようなときは、スプレータイプの保湿剤などを紹介し、せめてそれだけでも塗ってもらうように伝えています。スプレータイプの保湿剤ならば、クリームなどに比べるとまだ塗りやすいはずです。あるいは、少しでも話を聞いてくれそうならば、週に1回だけでも良いから背中は家族に塗ってもらうように説得することもあります。自分で見えない場所に薬を塗るには、誰かに塗ってもらうのがいちばんだからです。

外用剤の使用については、何よりも患者の負担にならない方法を一緒に考えることが大切です。患者にとってはずっと続くことですから、完璧なやり方を求めると負担に感じてしまいます。そうではなく、ちょっとずつでもよいので負担にならない範囲で、とにかく継続できる方法を考えることが大切です。

また、この年代に限ったことではありませんが、爪を短く切ることはアトピー性皮膚炎でとても大切なセルフケアです。仮に無意識で皮膚を引っかいてしまったとしても、爪が短ければそれほど大きな傷にはなりません。ですから、アトピー性皮膚炎の人はいつでも爪を短く切った状態を保つことが大切です。同時に、髪の毛もあまり長くしないほうがいいかもしれません。髪の毛が長いと、動いたときに毛先が皮膚に触れて刺激を感じやすくなるため、特にかゆみのある部位には負担がかかることもあります。アトピー性皮膚炎の人は、髪の長さにも配慮し、皮膚にできるだけ刺激を与えないよう工夫することが大切です。

青年期で難しいのは下着です。10代になると子どもは下着にもこだわるようになります。医師の立場からすれば、下着は綿素材などの肌触りが良いものが望ましいです。反対に避けてほしいのは、近年多くの人が使うようになった保温機能の高さを訴求するインナーです。通常の衣服の下に着ることで高い保温効果が得られることから、好調な売れ行きをみせているようです。しかし、このような保温性の高いインナーは、皮膚にとってはあまりよくありません。なぜなら中に熱がこもることによって皮膚温度が上がってしまい、かえってかゆみが増すからです。このような保温機能のあるインナーを原因とする皮膚炎もあるといわれるほどですからアトピー性皮膚炎の人は着用を避けたほうが安全です。

反抗期の患者は治療の効果を示すことで信頼関係が生まれる

反抗期の患者に関しては、成功体験を積んでもらうことも、信頼関係を築いてアドヒアランスを上げるためのポイントになります。ある高校生の患者はひどい反抗期で、診察室に来てもひと言もしゃべりませんでした。しかし、デュピクセント®を使った治療が非常によく効き、症状が改善したことで初めて診察室で笑顔を見せてくれました。一度、治療がうまくいった成功体験を味わうと、それ以降は心を開いてこちらの話に耳を傾けてくれるようになることもあります。やはり、小さなことでもよいので目標を設定して、成功体験を重ねていくことが大切だと考えています。

受験シーズンには、一時的に処方を変えて強い薬を使用することもあります。外用剤のステロイドは正しく使えば怖いものではないので、かゆみで勉強ができないと困っている受験生には、しっかりとランクを上げたステロイドを使うのもよいと思います。外用剤のステロイドは恐れる必要がありませんが、全身療法となる飲み薬のステロイド薬は本来ならば積極的に使いたいものではありません。飲み薬のステロイド薬は、長期間使うことによる副作用がどうしても気になるからです。膠原《こうげん》病など命に関わる病気の人は、たとえ副作用のリスクがあってもステロイドを服用することが重要です。

一方でアトピー性皮膚炎は命に関わる病気ではないので、本来ならば飲み薬のステロイド薬を処方することはあまりありません。しかし、受験生に関しては本当に症状がひどくて勉強に集中できないようなときは、数日~1週間くらいの期間を区切ったり、あるいはひどいときだけ頓服的にステロイド内服薬を処方したりすることもあります。

あるいは、高い効果が期待できるデュピクセント®を使うのも選択肢の一つです。この薬は効果が高く副作用の心配が少ない非常に良い薬です。ネックは薬価が高いことですが、自治体の医療費助成制度が使えるなど経済的な問題が許すならば、受験前の時期だけでもデュピクセント®を使うのもよいと思います。私のところで高校3年生でかゆみと闘いながら受験勉強をしていた患者がデュピクセント®を使ってかゆみを抑えることができました。受験後に「先生のおかげで無事に合格しました」と笑顔で報告に来てくれたときは、本当に良かったと自分のことのようにうれしく感じました。

難治の場合はかゆみを評価し全身治療も考慮

アトピー性皮膚炎の治療を成功に導くために行う、患者の重症度の評価も重要です。患者の重症度などを評価する指標にはさまざまなものがあります。例えば、医師の客観的評価はEASI、患者さんの主観的な評価にはPOEM、生活の質の評価はDLQI、かゆみの評価はItch NRS、疾患の長期管理にはADCTとRECAPという評価法があります。かゆみの評価には患者による主観的な評価方法が多く、なかでも、Itch NRSは「最もかゆいときを10とすると今はいくつくらいかな?」と患者に質問することができて、非常に便利です。客観的な評価法として加速度センサーによるItch Trackerがあります。iPhone、Apple Watchなどの専用のアプリがありますが、睡眠中のかいている時間が計測できて、客観的なかゆみの評価ができますので、お持ちの方はお試しください。

私のクリニックでは患者に「コミュニケーションカード」というPOEMとADCTス

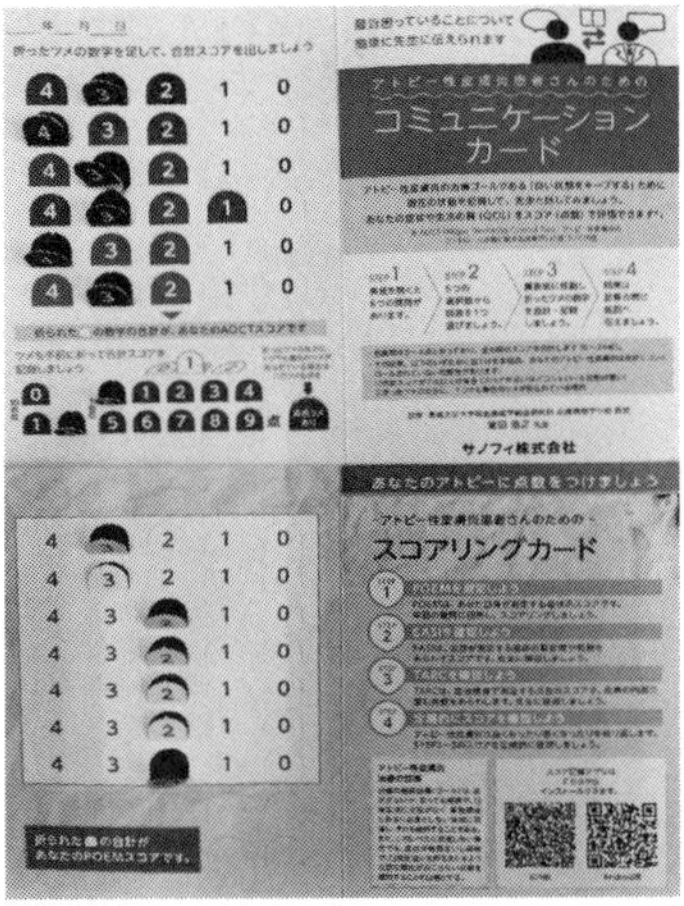

重症AD患者（32歳女性：ADCT20点、POEM16点）のコミュニケーションカード

コアが簡単に見られるビンゴゲームのようなカードを渡して、次の来院時に持参してもらっています（上図）。このとき、眠れているかどうかが重要なポイントになります。POEMが8点以上、ADCTが7点以上ある場合は、コントロールが悪いと考え、全身療法に移行する目安になります。

重症で経済的に余裕のある人の場合は、全身療法の導入になります。副作用が少ない観点から、デュピクセント®がファーストチョイスになります。この薬剤は「IL‐4」「IL‐13」というサイトカインの働きをブロックすることにより炎症を抑えます。実際この薬剤を注射することにより、重症だったアトピー性皮膚炎の患者が改善する例が多くあります。ある患者は夏は汗がかきにくいので、毎年体内に熱がこもってしまう「うつ熱」に悩まされていましたが、デュピクセント®を注射することで汗をかけるようになって肌質も良くなりました。ほかにも、デュピクセント®で発汗障害が改善したとする報告もあります。

近年、「IL-13」だけをブロックすることで炎症を抑えるアドトラーザ®という薬が2023年に、同じくイブグリース®が2024年に相次いで発売されました。デュピクセント®は生後6カ月から使用可能ですが、アドトラーザ®は15歳以上、イブグリース®は12歳以上で使用可能です。これら3剤の効果、副作用はほぼ同等と思われますが、今後はデュピクセント®とアドトラーザ®、イブグリース®の使い分けが注目されています。

「IL-13」だけをブロックするアドトラーザ®やイブグリース®に対して、2022年には「IL-31」の受容体抗体であるミチーガ®が発売されました。この薬剤は2024年から6歳以上に使用できるようになり、特にアトピー性皮膚炎の「かゆみ」に効果が期待されています。

生物学的製剤に対して、全身療法として経口JAK阻害剤があります。2020年にオルミエント®、2021年にリンヴォック®とサイバインコ®が発売されました。これらの薬剤は、結核、肺炎、敗血症、ウイルス感染症などの重篤な副作用の報告があり、使用前の専門施設での検査と定期的な観察が必須です。そのため、私のクリニックでは使用していません。個人的な見解ですが、もしもこうした薬剤を使用するなら、例えば、結婚式の前とか、どうしても急いで肌の状態をきれいにしたい希望がある患者に対して、短期間の使用に留めるべきだと考えています。

患者の苦しみに寄り添うことが医者の責務

かゆみや痛みのメカニズムについては、近年大きく研究が進んできました。これまでは十分に分かっていなかったかゆみや痛みのメカニズムについて、さまざまなことが分かるようになってきたのです。例えば、アトピー性皮膚炎の患者は神経のミスマッチが起きていて、痛みとかゆみを混同してしまうことがあることも分かってきました。

通常、かゆいからといってかきむしって血が出てしまったら、今度は痛みを感じてかきむしるのをやめるはずです。ところがアトピー性皮膚炎の患者は痛みをかゆみと勘違いする、いわば神経のミスマッチが起きていているので、血が出てもかき続けてしまうのです。

こうしたかゆみのメカニズムが解明されていなかったことから、過去にはかゆみやそれに伴うかきむしりについて、皮膚科医のなかでもさまざまな議論がありました。例えば以前、「嗜癖的掻破行動《しへきてきそうはこうどう》」というものが話題になりました。これは、簡単にいうとかゆいからかきむしるのではなく、アトピー性皮膚炎の患者は癖で皮膚を引っかいてしまうことがあるということです。当時、アトピー性皮膚炎は実際にかゆみを感じてかくだけではなく、長年によるかゆみによってかくことが習慣になってしまい、半ば癖でかきむしることがあるという説が注目されました。

これに対して、私は違和感を覚えました。私自身、何十年もアトピー性皮膚炎のかゆみに悩まされた経験があります。その経験から考えると、たしかに癖でかいていることもゼロではありませんが、それ以上にかきむしりのほとんどはやはりかゆいからかいていると思うのです。信じられないと思ったら、ぜひとも実際にアトピー性皮膚炎の患者の肌を見てほしいと思います。そこには、長年にわたるかゆみによって刻まれた、多くのかきむしりの痕、つまり掻破痕が見られるはずです。

この掻破痕は、言ってみればアトピー性皮膚炎の患者が病気と闘ってきた証であり、勲章です。ですから、医師は患者の掻破痕を見たら「この人は長い間アトピー性皮膚炎と闘っているから、これほどまでに多くの傷があるのだ」ということを理解してほしいと思います。そして、ぜひ「癖でかいているのだから、その癖をやめなさい」などと言わずに、かゆみに共感してほしいと思います。

そのような思いを込めて、ある雑誌に「掻破痕はアトピー性皮膚炎の人生を代弁する」といった内容の記事を掲載したところ、多くの反響を得ました。

癖によるかきむしりをするのは、かくと気持ちが良いという精神的な快感を求めてかきむしり、かけないとイライラするなど、かきむしることに対する精神的な依存が特徴とされています。本来、かゆみは寄生虫などの侵入を知らせるシグナルで、かく動作は虫を早期に排除する動作です。かゆみは、「かき動作をおこす不快な感覚」と定義されていますが、アトピー性皮膚炎の患者がかき続けるのは、たしかに不快な感情はなくなって、快感が生じるからです。

しかし、アトピー性皮膚炎の患者を治療している医師はぜひとも想像してみてほしいと思います。アトピー性皮膚炎の患者は幼小児、小学生、中学生、高校生、大学生、さらに大人になってからも毎日、夜も昼もかゆみが続く生活を送っているのです。夏に虫に刺された経験は誰にもあると思いますが、あのかゆみがもし、数カ月〜数年、数十年も続くと考えたら、想像を絶するものがあると思います。アトピー性皮膚炎の患者は、そのようなかゆみと何十年も付き合っているのです。それは、精神的依存が強くなるのは当然の結果であり、癖によるかきむしりとはいえないと思います。

2024年の最新のガイドラインでは「習慣性掻破行動」として、「兄弟葛藤があるときには、親の愛情や注目を引き出す手段としてオペラント条件付けによる習慣的掻破行動が生じやすく、重症患者では、不安や治療への絶望感が、掻痒感に対提示されることを繰り返すうちにレスポンデント条件付けされ、実際にかゆみがなくても、不安刺激で掻破行動が惹起されることがあるので、これら掻破につながる条件付けを見極めて、掻破行動から離れるような条件を探る」と記載されています。よく、患者にとっての理想的な医師を表す言葉として「痛みの分かる医者」という言葉がありますが、私自身は自分を「かゆみの分かる医者」だと自負しています。私自身がアトピー性皮膚炎に苦しんできたおかげで、患者のかゆみがいかにつらいものかという気持ちが嫌というほど分かります。その結果として患者との信頼関係を築くことができ、県内外から多くの患者がやってくるのだと思います。

いずれにしても、かゆみから生じるかきむしりであれ、癖によって生じるかきむしりであれ、患者の心のケアをしてかきむしらないように指導するのが皮膚科医の役割です。アトピー性皮膚炎の根底には激烈なかゆみがあることを忘れない「かゆみの分かる癒やしの医者」として、患者にやさしい医療を提供するのが21世紀の皮膚科医の責務だと考えています。

太助の犬聞録

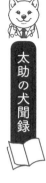

サウナがアトピーに良いって本当!?

僕は「太助」である。ご主人はアトピー性皮膚炎と付き合って60年以上になる。一人のアトピー性皮膚炎の患者を60年以上にわたって毎日観察した貴重な症例といえるかもしれない。

ご主人の母親に聞くと、ご主人が生まれたときはすべすべした肌をしていたそうだ。3歳頃から耳切れなどのアトピー性皮膚炎の症状が始まった。小学生の頃には警察署に剣道を習いに行っていたが、面をかぶって汗をかくとどうしようもなくかゆくなるので、剣道は好きだったが断念し、中学、高校と軟式テニスをすることにした。この頃よりスポーツをするとストレス発散にもなり、汗をかくこと自体はアトピー性皮膚炎には良いことだと自覚していたが、汗の刺激でかゆくなるジレンマがあり、何か良い方法はないかと思っていた。コルチコステロイド外用剤の使用を嫌がるステロイド忌避ではなかったが、怪しい電気を当てたり種々の民間療法を試したりしたためか、アトピー性皮膚炎は次第に悪化し、大学受験に失敗したときがピークだった。一浪して大学に合格したあとは、受験のストレスから解放され、アトピー性皮膚炎も良くなると期待したが、お酒を飲むと悪化し、試験のときはストレスでさらに悪化した。国試に合格し、念願の医者になって皮膚科に入局した。医局の宴会のゲームで汗をかくと、やはり症状は悪化した。

ところがある日サウナに入りシャワーで流してみたところ、汗をかきやすくなり肌の調子が良くなった。こうしてご主人は「汗」は増悪因子であるが、「発汗」はむしろ軽快因子であると考えるようになった。

今では汗は増悪因子だが、汗を怖がらず、かいて流す「汗活」がアトピー性皮膚炎の生活指導として正しいと確信しているようだ。最近「サウナー」たちによる「整う」という言葉が流行《はや》っているが、ご主人の入り方はまず低温ミストサウナに入る（コロナ対策にもなる）↓水風呂に入る（心疾患のある方は要注意）↓外気浴をワンセットにして3クールくらい行うといいようだ。サウナーたちは高温サウナで汗をガッツリかくのが好きなようであるが、急速にかく汗よりゆっくりかく汗のほうがいい汗なので、アトピー性皮膚炎の人はゆっくり汗のかける低温ミストサウナがお勧めだ。

アトピー性皮膚炎の人は汗をかきにくい体質だが、サウナと水風呂を繰り返すことによって、体が熱さに徐々に慣れていく「暑熱順化」と同じように、サボっている汗腺のリハビリになり汗をかきやすくなるようだ。外気浴をすることにより脳のストレス発散にもなり一石二鳥である。スポーツも汗をかくことができてストレス発散にもなるが、すぐにシャワーを浴びるのは難しいので、アトピー性皮膚炎の人はぜひサウナによる「汗活」を試してほしい。ご主人はＮＨＫの『ガッテン！』に出演し、サウナやヨガなどゆっくり汗をかく「汗活」をして汗を味方につけようと啓発したらしい。

人類は汗がかけるようになり文明が発達したようだが、我々犬族は肉球にしか汗腺がないので、汗がかけずに口を開けて「ハアハア」と呼吸して体温調節している。アトピー性皮膚炎の人は発汗しにくいのでかわいそうだが、逆に発汗が多くて生活に困る局所性多汗症もあるようだ。最近は腋窩《えきか》多汗症と手掌多汗症の新しい塗り薬が発売されてサイレントハンディキャップと呼ばれている患者たちも皮膚科に行くようになり、ご主人も喜んでいる。ご主人のライフワークである「汗」は奥深く面白いようだ。

第5章

【成人・壮年期】23〜64歳
生活習慣の乱れが重症化のリスクに
成人・壮年期の治療と家庭でのケア

長年のアトピー性皮膚炎でつらい症状に慣れてしまう患者も

成人期になると、学業や仕事が忙しくて、ついつい外用剤を使うのが面倒になり忘れてしまいがちです。事実、私も一度服を着てしまうと、面倒くさくなり外用剤を塗らなくなったことがありました。もし治療の効果が薄ければ症状がより進み、それだけでなく外見も大きく変化します。具体的には、壮年期になると皮膚が厚く硬くなり、皮膚のシワや溝がくっきりと出る苔癬化が進みます。その結果、重症の全身苔癬化の患者が増えます。さらに壮年期から老年期になると皮膚は乾燥し、特にすねの部分で粉をふくようにパラパラと皮膚の表面がはがれ落ちる症状が強くなります。したがって治療の継続や全身のケアはこの年代でも重要です。

一方で、長年付き合っているため、アトピー性皮膚炎の症状や生活に慣れてしまっている患者もいます。このような患者の場合、医師が臨床症状を評価するスコア（ＥＡＳＩスコアなど）は高いにもかかわらず、患者が生活の質を評価するスコア（ＡＤＣＴスコア、

POEMスコアなど）は低く、医師と患者の評価に乖離《かいり》がみられることがあります。

また、医師と患者の評価に乖離がみられた場合でも、そのままより強い治療に進むことなく漫然と治療が続けられることがあります。治療目標が達成されていないにもかかわらず、治療が適切に強化されないままの状態はクリニカルイナーシャ（臨床的惰性）と呼ばれ、近年、問題視されています。このクリニカルイナーシャに陥ってしまう状態については、医師が反省し、改善していかなければならないことだと感じています。

外用アドヒアランスの向上の工夫として、外用剤を風呂場に置いておくこと、あるいは入浴剤を活用することがますます重要になります。入浴後に外用剤を使用するときは、風呂から出て10分以内に全身に塗ることが大切です。入浴剤については、最近はセラミドなど保湿成分が配合された刺激の少ないものが多く発売されていますので、好きな入浴剤を選ぶとよいと思います。かぶれさえしなければ、香りによるリラックス効果もあるので匂いのある入浴剤を使うのもよいと思います。夏の汗をかく時期は、汗を吸収する「タンニン酸」が配合された「バスクリンメディカルＡＤ」も選択肢になります。

成人・壮年期は働き盛りで、どうしても生活習慣が乱れがちになります。ストレスや寝不足、運動不足などでイライラしてつい皮膚をかきむしってしまうと、それがさらにアトピー性皮膚炎の症状を悪化させる悪循環に陥ってしまうリスクが高いのもこの年代です。お酒やたばこも症状悪化の引き金になります。

たばこはアトピー性皮膚炎に限らず、体のあらゆる部分に悪影響を及ぼします。喫煙による有害物質の影響で皮膚の状態が悪くなることはもちろんのこと、長期的には、肺や心臓の病気、がんのリスクも高まり、全身の健康を損ねる要因になります。タバコは、すべての健康を害するものですから、アトピー性皮膚炎の治療だけでなく、長期的な健康のためにも禁煙が重要です。

お酒はかゆみを増す原因に、量や頻度を減らしてコントロールを

アルコールについては、飲酒によって血流が良くなり、かゆみが増すためアトピー性皮膚炎の人にとってはあまり好ましくはありません。お酒を飲むと熱い風呂に入っているの

と同じように、体が温まって血流が改善し、かゆみが強くなってしまうのです。ただし、アトピー性皮膚炎にとって良くないからといって完全に禁酒しなければならないわけではありません。私は、アトピー性皮膚炎であってもすべてを我慢する必要はないと考えています。なんでもかんでも我慢するのではなく、自分のやりたいことを楽しみながら上手にアトピーと付き合ってほしいと思うからです。

実際に、私の患者にも「酒をやめることは人生をやめることと同じだ」と豪語している人がいます。そのような人は、無理に禁酒をする必要はありません。無理に禁酒をしてストレスがたまってしまったら、かえって症状が悪化するなど本末転倒になってしまうかもしれないからです。

私は、お酒や嗜好品、趣味などについて患者が質問してきたら「それをしてはいけません」といったような伝え方はしないように心がけています。なぜなら、患者には楽しく幸せに毎日を過ごしてほしいと願っているからです。仮にアトピー性皮膚炎の治療の観点からみたらあまり好ましくないことであっても「できるだけ○○しましょう」などと、量や回数、頻度を減らすことで上手にコントロールできればよいと考えています。

たばこは健康のためにもぜひ禁煙してほしいですが、お酒に関しては、上手に楽しむことでストレスを軽減する手段として取り入れてもよいと考えています。例えば、飲む量や頻度をコントロールしたり、特にかゆみが強いときには控えたりと、状況に合わせて工夫してみることが大切です。コントロールの仕方はさまざまですが、一般的なお酒との付き合い方と同じで構いません。週に何日かは休肝日を設けるのもよいですし、同じアルコールでも濃度の低いものを飲むなど工夫できます。最近は、ノンアルコール飲料もさまざまな種類が発売されています。ノンアルコールのビールやカクテル、サワーなど各種があり、味や香りも工夫されています。飲酒している雰囲気だけでも楽しみたいという人は、試してみてもよいと思います。

私自身は、皆で集まって楽しむのは好きなのでお酒の席には参加しますが、いつもノンアルコールで過ごしています。もともとお酒が飲めないわけではないのですが、飲むとやはりその晩かゆくて大変なことになるので、いつしか飲まないようになりました。飲むときは、かゆくて眠れずに徹夜になるのを覚悟したときだけにしています。懇親会の席では必ずお酒が出るので最初は困りましたが、今ではアトピー性皮膚炎だから飲めないことについて理解してもらっています。アトピー性皮膚炎のことを多くの人に知ってもらうことで、「アトピー性皮膚炎なのでお酒を飲めません」と周囲に言いやすく、理解してもらいやすい環境づくりが進めばよいと願っています。

チョコレートには微量の金属が含まれている

現在ではアトピー性皮膚炎患者への食事制限療法は否定されていますが、一部例外もあります。例えば、乳幼児期では皮膚からアレルゲンが侵入することを防ぐために、口の周りの食べこぼしに注意することが重要です。しかし、そうしたごく一部のケースを除けば、基本的にはアトピー性皮膚炎は何を食べても問題ありません。

アトピー性皮膚炎には「内因性アトピー性皮膚炎」と「外因性アトピー性皮膚炎」の2つのタイプがあることも知っておくと役立ちます。アトピー性皮膚炎の重症例では、一般的にアレルギー素因が強いためＩｇＥという指数が高くなる傾向があります。ＩｇＥとは即時型アレルギー反応を引き起こす抗体のことで、この数値が高いとアレルギー体質である可能性が高くなります。ところが、アトピー性皮膚炎の患者の中でもＩｇＥの数値が低い患者が一定数います。これまで、なぜ重症のアトピー性皮膚炎の患者であってもＩｇＥ数値が低い人がいるのかよく分かっていませんでした。

しかし、近年ではＩｇＥ数値が低いアトピー性皮膚炎患者は、金属アレルギーが多いことが分かってきました。ＩｇＥ数値が低いアトピー性皮膚炎を内因性アトピー性皮膚炎と呼びます。これに対して、ＩｇＥ数値が高いアトピー性皮膚炎を外因性アトピー性皮膚炎と呼んで区別するようになりました。内因性アトピー性皮膚炎の場合は、金属パッチテストが陽性になることがあり、汗の中の金属濃度が高いことが分かっています。つまり、アトピー性皮膚炎の中でもＩｇＥ数値が低い人は、金属アレルギーに注意したほうがよいわけです。

金属アレルギーというと、一般的にはアクセサリーなどの貴金属に対するアレルギー反応をイメージすると思います。しかし、それだけではありません。実は、食べ物の中には微量の金属が含まれているものがあるからです。

微量の金属が含まれる食べ物の代表格は、チョコレートです。意外に思うかもしれませんが、チョコレートにはニッケルやコバルト、クロームなどの微量の金属が含まれているのです。アトピー性皮膚炎や金属アレルギーがある人は、チョコレートを食べることでかゆくなることがあります。症状の悪化を防ぐために、アトピー性皮膚炎の患者はあまりチョコレートを食べすぎないのがよいと思います。

チョコレート以外にも微量の金属を含む食べ物はさまざまにあります。例えば豆類、木の実、玄米・そば・オートミールなどの穀類、肉類の肝臓、牡蠣や魚などの魚介類、香辛料、ココアやワイン、ビールなどの飲み物、たばこなどが挙げられます。

また、金属以外にも食べることでかゆくなる食べ物があります。例えば仮性アレルギーといって、食べ物自体にかゆみを引き起こすヒスタミンが入っているものがあります。有名な仮性アレルギーの食べ物としては、サバが挙げられます。サバは、食品そのものにヒスタミンが含まれています。サバのほかにも、ナスやほうれん草などにもヒスタミンが含まれます。こうした食品は、人によっては食べるとかゆくなると感じることがあります。

そのほか、チーズにはヒスチジンと呼ばれる仮性アレルゲンが含まれていますし、チョコレートには金属だけではなくフェニルエチルアミンなどの仮性アレルゲンが含まれています。ほかにもトマトやバナナ、キウイなど幅広い食品に仮性アレルゲンは含まれているのです。実際に、私が患者に対して実施した調査では「何を食べるとかゆくなりますか？」との質問に対して、アルコールが最も多かったものの、ほかにもチョコレートやからし、わさび、とうがらし、山芋、たけのこ、そば、卵、もち、カニ、サバ、タラ、バナナ、マンゴー、メロン、スイカ、オレンジなど多くの回答が寄せられました。

もちろん仮性アレルゲンが含まれるすべての食品を避けることなど現実的ではありませんし、そのような対応をする必要はありません。しかし、このような食品でアレルギーを引き起こすことがあることは知っておいたほうがよいと思います。そのうえで、チョコレートなどのかゆみを引き起こしやすい食品については、一度に大量に食べないなどの工夫をすれば安心です。

魚に含まれるオメガ3脂肪酸を積極的に摂取しよう

食事に関連しては、腸活とアトピー性皮膚炎の関係について質問されることもあります。

腸活とは、腸内環境を整えることで、健康全般への良い効果を期待する活動のことです。腸内には多くの細菌が存在していて、消化や免疫、栄養吸収などに関わる重要な役割を果たしています。腸活では、ヨーグルトや味噌、納豆といった発酵食品を食べたり、食物繊維が豊富な野菜や果物を積極的に食べたりすることなどによって、腸内の「善玉菌」を増やして「悪玉菌」の働きを抑え、腸内環境を良好に保つことを目指します。

腸活については、乳酸菌やビフィズス菌などの生きた微生物であるプロバイオティクスを使って腸内環境を改善することで、花粉症や鼻炎が改善したという研究データがあります。一方で、アトピー性皮膚炎については改善したという報告もあれば、それほど改善しなかったという報告もあります。そのため、現状ではガイドライン上は積極的に推奨されていません。

ただ、エビデンスはないのですが私が日常的に診療している中で、腸活に取り組んだところアトピー性皮膚炎が改善した患者はいます。ある患者は、なかなか症状が改善しなかったのでデュピクセント®を勧めましたが、非常に高価な薬なので経済的な理由から使用できませんでした。その患者は、その後自分で調べて腸活に取り組みました。その結果、便秘が治ると同時に、アトピー性皮膚炎も改善したと大喜びで報告してくれました。診察してみると、確かに症状は改善していて、私までうれしくなりました。このようなケースもありますから、やはり健康的な食生活やバランスの良い食事を意識することは大切なのだと思います。

腸活に関するエビデンスはありませんが、脂についてはは摂取したほうがよい脂というのが分かっています。脂にはオメガ3脂肪酸やオメガ6脂肪酸、オメガ9脂肪酸などの種類があります。オメガ3脂肪酸とオメガ6脂肪酸は、どちらも体内で作られず、食物から摂る必要がある必須脂肪酸です。オメガ3脂肪酸は、もともと魚に多く含まれる脂で、最近ではオメガ3を豊富に含む油として、アマニ油やえごま油が注目を集めています。これに対してオメガ6脂肪酸は、サラダ油などの植物油などに含まれるほか、加工食品にも多く含まれる脂です。オメガ9脂肪酸は体内で作ることができる脂肪酸で、オリーブオイルなどに代表される脂です。

これらの脂のうち、アトピー性皮膚炎に対してはオメガ3脂肪酸を意識して摂取するのがよいことが分かっています。オメガ6脂肪酸は、私たちの身近にあふれているため、現代人はオメガ6脂肪酸を過剰に摂取する傾向があります。日常生活でよく使うサラダ油やごま油、べにばな油、コーン油、マヨネーズなど、調理に多く使われる油は、ほとんどがオメガ6脂肪酸です。また、加工食品やファストフードなどにも多く使われています。多くの食材に含まれているので、私たちはオメガ6脂肪酸を知らず知らずのうちに摂取しています。

これに対してオメガ3脂肪酸は抗炎症効果があり、血液をサラサラにして血中に血栓ができるのを防ぎ、不整脈の発生や動脈硬化を防止する効果などがあるとされています。しかし、意識しない間に過剰摂取してしまうオメガ6脂肪酸に対して、オメガ3脂肪酸は青魚やアマニ油、えごま油など、身近にはない食品に含まれています。現代人の食生活は、オメガ6脂肪酸とオメガ3脂肪酸の比率で言えば、極端にオメガ6脂肪酸の割合が高くなってしまっているのです。

オメガ3脂肪酸を多く摂取すると健康に良いといわれるように、アトピー性皮膚炎もオメガ6脂肪酸の摂取量を抑えてオメガ3脂肪酸の摂取量を増やすとよいことが分かっています。ですから患者に食事の指導をするときは、植物油を多く使う揚げ物や揚げ菓子、ファストフードなどの摂取を控えて、反対に青魚などを積極的に摂取するように伝えています。

なお、自分が何に対してアレルギー反応を起こしやすいかを調べるためには、アレルギー検査が役立ちます。検査の種類では、RAST法やVIEW39などさまざまなものがあります。RAST法は数多くのアレルゲンの中から13のアレルゲンに対する特異的IgEの測定ができます。VIEW39のアレルギー検査では、39の必要なアレルゲンに対する特異的IgEの測定が、一度に少量の採血で実施できます。検査項目は、大きく吸入系アレルゲンと食物系アレルゲンに分かれます。吸入系は、室内塵（ヤケヒョウヒダニ、ハウスダスト）、樹木（スギ、ヒノキ、ハンノキ、シラカンバ）、イネ科植物（カモガヤ、オオアワガエリ）、雑草（ブタクサ、ヨモギ）、動物（ネコ、イヌ）、昆虫（ガ、ゴキブリ）、カビ・その他（アルテルナリア／ススカビ、アスペルギルス／コウジカビ、カンジダ、マラセチア、ラテックス）を調べることができます。食物系では卵（卵白、オボムコイド）、牛乳（ミルク）、穀類（小麦、ソバ、米）、甲殻類（エビ、カニ）、豆・種実類（大豆、ピーナッツ、ゴマ）、肉類（鶏肉、牛肉、豚肉）、魚類（マグロ、サケ、サバ）、果物（キウイ、リンゴ、バナナ）の検査項目があります。食物アレルギーは血液検査だけで確定診断を下すことはできませんが、目安にしたり指導の根拠としたりすることはできます。

なお、アトピー性皮膚炎と動物に関する研究として、理由はまだ明らかになっていませんが、内因性アトピー性皮膚炎は猫アレルギーが多いというデータがあります。もしもこれから飼うことを検討している場合は、飼わないほうがよいというアドバイスをすることもあります。ただし、すでに猫を飼っている場合は、まさか飼育を放棄するわけにもいきませんから、ペットの癒やし効果を重視してかゆみにはその都度対処していく方針を取ります。

私自身、犬の太助を飼うことで、随分癒やしになりましたし、人生が豊かになったと感じています。ペットについてはもちろんかゆみは出るのですが、それを上回る癒やし効果もあると実感しています。ですから、検査を受けて猫に対するＩｇＥの数値が高かったとしても、それでも飼いたいという人に対しては、あえて反対はしていません。最後まで責任を持って飼えるのであれば、癒やしの効果を大切にして飼ってみるのも一つの選択だと思っています。

楽しみながら生活することが症状の改善につながる

また、アトピー性皮膚炎は季節によって症状が変動することがあります。これは人によってタイプがさまざまで、1年中季節に関係なく症状が悪化するタイプもいれば、乾燥しがちな冬場に悪化するタイプ、汗を多くかく夏場に悪化するタイプなどがあります。ただ、アトピー性皮膚炎だけではなく花粉症も併発している人は、春や秋の花粉症のシーズンに症状が悪化する傾向があるように感じます。花粉症は、スギやヒノキ、ブタクサなどの植物の花粉がアレルゲンとなり、くしゃみ、鼻水、目のかゆみなどの症状を引き起こします。

このような症状があるだけでも日常生活に大きな負担となりますが、アトピー性皮膚炎を併発している場合、花粉が皮膚に接触することでさらに症状が悪化することがあります。花粉が皮膚に付着して刺激を引き起こしたり、花粉症の症状のせいで普段よりも目や鼻を触る回数が増えたりすることで、炎症が悪化することもあります。私のクリニックにも花粉症のシーズンには、花粉症によってアトピー性皮膚炎が悪化してしまった患者が多く受診します。花粉症のシーズンは、肌が普段よりもさらに敏感になっているので、いつも以上に気をつけて保湿をするなどスキンケアに取り組んでほしいと思います。

花粉だけではなく黄砂が増える時期はさらに要注意です。黄砂とは、中国大陸内陸部のゴビ砂漠や黄土高原などの地域から、風によって巻き上げられた粒子が偏西風に乗って日本に飛んできて、大気中に浮遊したり地面へ降下したりしたチリや砂のことです。この黄砂は花粉に比べて粒子が小さいので、簡単に気管や肺に入って気管支炎や気管支喘息を引き起こします。黄砂に付着するカビやダニ、ホコリなどによってアトピー性皮膚炎の症状が悪化する原因にもなります。ですから、花粉症に加えて黄砂も増える時期には、マスクなどによってできるだけ黄砂を吸い込まないようにする工夫が必要です。

食生活や嗜好品のコントロールは、アトピー性皮膚炎の症状を改善したり、健康的な生活を送ったりするためにも大切です。一方で、食事制限や完全な禁酒など、すべてを我慢する必要はありません。我慢の多い生活を送るとストレスがたまり、かえってアトピー性皮膚炎に悪影響を及ぼしてしまうかもしれないからです。だからこそ「すべてを禁じる」のではなく、摂取する量や頻度を工夫しながら、お酒や好きな食べ物を楽しむことで、ストレスを軽減し、無理なく治療を継続してほしいと願っています。

アトピー性皮膚炎の患者でも部分メイクならOK

成人の女性患者からよく受ける質問として、化粧に関する質問があります。アトピー性皮膚炎の患者の化粧については、昔は「しないほうがよい」と指導することが多くありました。私が医師になった頃の先輩方は、アトピー性皮膚炎の患者はバリア機能が弱いため、化粧品でかぶれを起こすリスクが高く、化粧はしないほうがよいと指導していたと記憶しています。

実際、私自身も化粧については苦い経験があります。私は眉毛が薄かったので、結婚式のときに見栄えを良くするため、メイクの人が歌手で俳優の郷ひろみのような化粧をしてくれました。そして結婚式が終わったあとすぐに全財産をはたいてヨーロッパへ新婚旅行に出かけたのです。ところが化粧による肌のダメージ、さらにはヨーロッパの硬水が合わなかったことによるダメージが相まって肌の調子が悪化し、ひどい状態になりました。

しかし、私自身はそのような経験をしたものの、患者にメイクを禁止することはありません。なぜなら、メイクによるストレス解消や気分の高揚などの効果が期待できると感じているからです。ただし、肌への負担を考えれば、顔全面にメイクするというよりはポイントメイクを中心にしたほうがより安全かもしれません。メイクアップによって皮膚の赤みや色素沈着が補正され、それによって自信がついてモチベーションがアップする効果が期待できると感じています。実際に、メイクアップによって患者の生活の質（ＱＯＬ）が向上したとする報告もあります。ですから「化粧はしても良いですよ。でもポイントメイクを中心にしましょう！」と話しています。

さらには、メイクによるダメージだけではなく、副次的な皮膚の保護効果もあると考えられます。例えばベースメイクは肌の保湿につながりますから、皮膚からの水分蒸発防止効果を期待できます。また、化粧崩れを避けようと思って、顔を触らなくなるという副次効果もあるといわれています。

メイクをするときのポイントとしては、低刺激性の化粧品を選ぶということです。具体的には配合成分数ができる限り少ない製品を選ぶことが大切です。できれば、サンプルを腕などで実際に試してみて、刺激感を確認してから購入するとよいと思います。

ベースメイクは、紅斑などの赤みが主体の時には黄色系の化粧下地で赤みを補正するのが効果的です。あるいは色素沈着など、くすみが主体の時はラベンダーピンク系の化粧下地で補正するとよいと思います。今は、ベースメイクなどでもクレンジングを必要とせず、普通の石けんや洗顔料などで落とせるタイプのものも発売されています。できる限り、クレンジングが不要なタイプのメイク製品を選ぶのがよいと思います。そのような製品を選んだ方が、クレンジングによる摩擦でアトピー性皮膚炎を悪化させないので安心です。

肌を気にする人は、日焼け止めを使うことが多いと思います。日焼け止めについては、紫外線吸収剤不使用のものを選ぶとよいと思います。日焼け止めには紫外線から肌を防御する目的で、紫外線吸収剤や紫外線散乱剤などが含まれています。紫外線吸収剤は熱がこもりやすくかゆみが増してしまうことがあるので、できるだけ紫外線散乱剤が多いものを選びます。

また、アトピー性皮膚炎にニキビも伴っている場合は、「ノンコメドジェニック」の化粧品が推奨されます。コメドとは、初期段階のニキビであり、毛穴が詰まっている状態のことです。ノンコメドジェニックとは、油分を抑えることでコメドが発生しにくいように作られている化粧品です。ニキビが気になる場合はノンコメドジェニックを選ぶことで、毛穴の詰まりを予防して肌の負担を減らすことができます。

ポイントメイクは、目元や口元に視線を集めるため、顔の他の部分の皮疹を目立たなくする効果があり、アトピー性皮膚炎の患者にもおすすめです。視線を引きつけるようなアイメイクやリップメイクを活用することで、他人からの視線が自然と顔の他の部分から外れ、皮疹が気になるときでも安心してメイクを楽しむことができます。

重要なことは、「アトピーだから化粧をしてはいけない」という考えに縛られないことです。それよりも、アトピー性皮膚炎の患者が化粧を通していきいきと自分らしく過ごせるならば、医師としてはまずそのことを応援したいと思います。アトピー性皮膚炎の患者に寄り添うためには、単純に化粧を禁止するのではなく「どうすればできるだけ負担を軽減しながら化粧を楽しめるか」というアドバイスをするために努力したいと思っています。

また、どの化粧品が良いか、どのようなメイクならば負担を軽減できるかなどのアドバイスにも、皮膚疾患ケア看護師が活躍します。私は皮膚の専門医ですが、男性ですからどうしてもメイクのことは分からないこともあります。そのようなときに、皮膚疾患ケア看護師は皮膚の専門家のため、適切なアドバイスをしてくれるのです。ぜひ、迷ったり悩んだりしたときは皮膚疾患ケア看護師にも相談してほしいと思います。

アトピー性皮膚炎の治療のキーとなる皮膚疾患ケア看護師

アドヒアランス向上には、やはり時間をかけてゆっくりと患者に説明して理解してもらうことが最も重要です。しかし、皮膚科の外来は忙しく、医師はなかなかそこまで時間を割くことができないのが現状です。そこで注目されているのが、日本皮膚科学会が認定している皮膚疾患ケア看護師です。

今、医療においてさまざまな職種で患者を支えるチーム医療の重要性が指摘されています。医師だけではなく看護師、薬剤師、管理栄養士、理学療法士、臨床心理士などさまざまな専門職がそれぞれの知識を活かして協力することで、より患者のニーズに沿った治療が可能になり、治療の質が向上します。チーム医療はすべての診療科において必要なことですが、皮膚科診療においても欠かせないものです。

皮膚科診療の特徴として、内臓の病気などとは異なり病状の推移が患者自身の目に見えることが挙げられます。また、ドラッグストアなどでは多くの外用剤が市販されているなかで、自己流で対処しようとする患者も少なくありません。皮膚疾患は非常に数が多く、膨大な病気があるにもかかわらず、ネットで真偽が不明な情報が氾濫するかたわら患者が正しい情報を得るのは至難の業です。

こうしたなかで、皮膚診療のプロフェッショナルとしてトレーニングされた皮膚疾患ケア看護師の存在は非常に重要です。皮膚疾患ケア看護師とは2018年から始まった制度で「皮膚疾患のケアに関する優れた看護師を教育、育成することで、皮膚科専門医等と連携・協働して医療技術の進歩を図るとともに、皮膚科専門医や患者等との協力により医療水準の向上を図り、系統的治療により、国民の健康と福祉に貢献することを目的として作られた制度」です。

皮膚疾患ケア看護師は、皮膚科専門医と一緒になって患者の治療や指導を行います。医師が薬を処方したら、その正しい使い方を指導するのも皮膚疾患ケア看護師の役割です。

外用剤には刺激があるものなどもあるので、正しい知識や使い方を伝えなければ、患者は自己判断によって途中で薬の使用を中断してしまい、治療から離脱してしまうことにつながりかねません。

皮膚疾患ケア看護師を中心とした、看護師による専門的なケアには多くのメリットがあります。例えば私のクリニックには、近隣だけではなく県外からも多くの患者が受診します。そうした患者は何年もアトピー性皮膚炎に悩んで、本当に苦しんでいます。そうした人に対して、医師だけではなく皮膚疾患ケア看護師も協力し、正しいケアの仕方を伝えることで、症状が劇的に良くなることがあります。これこそが皮膚疾患ケア看護師の力であり、チーム医療の力です。

ほかにも皮膚疾患ケア看護師がいるメリットは数多くあります。例えば医師の診察時間が短くても、その後に看護師がきちんとフォローすることで患者の満足度が大きく向上します。皮膚科のクリニックは、保険診療の性質上、一日に多くの患者を診ていかなければなりません。その結果、診察室で患者と話せるのは数分程度になってしまうことが大半です。医師としては短時間でもできるだけ患者に必要なことを説明したり、悩みや疑問に答えようと努力したりしますが、時間の制約によって必ずしも十分にできないこともあります。そのようなときに、皮膚疾患ケア看護師がフォローすることで、患者は診察後も安心してケアに取り組むことができるようになります。

患者が納得して正しい治療を継続できるようになることも、皮膚疾患ケア看護師によるメリットの一つです。アトピー性皮膚炎の治療では、どれほど良い薬を処方しても正しく使われなければ十分な治療効果を得ることはできません。一方で、患者は正しく使っているつもりでも実際には正しく使われていないことが多くあります。その結果、治療の効果が得られないと感じた患者は「この病院は自分に合わない」と勘違いして、他の病院を受診することがあります。その結果、延々と病院を変えていくドクターショッピングに陥ってしまうかもしれないのです。

症状が改善して受診しなくなるのならばよいのですが、病院や医師が合わないと勘違いをして受診しなくなるのは問題です。あちこちの病院をドクターショッピングすることで同じ検査や処方を何度も繰り返し、時間や費用が無駄になってしまいます。あるいは継続して治療を受けることができないので、その間に症状が悪化することもあります。さらには「医師や薬は頼りにならない」と思い込み、根拠のない民間療法に手を出してしまうことにもなりかねません。

このようなとき、皮膚疾患ケア看護師が患者一人ひとりを丁寧にフォローすることで、患者の不安は取り除かれます。患者の理解度に合わせて説明することで、より自信を持って治療を継続できるようにもなります。これによって、治療の効果を最大限に引き出すことができるようになるのです。

アトピー性皮膚炎をはじめとして患者の治療に大きなメリットがある皮膚疾患ケア看護師については、患者はもちろん医師や看護師などの医療従事者にももっと知ってほしいと願っています。

看護師が活躍することで、患者の満足度などが向上することを示すアンケート結果もあります。2014年に臨床皮膚科学会総会で、私のクリニックの師長とともにランチョンセミナーで発表しました。その際に、全国の患者約1000人にウェブアンケートを実施しています。

アンケート結果では「スキンケアについてのアドバイス等を看護師が行うことについて

図12 看護師によるスキンケアアドバイスを「良い」と思う理由

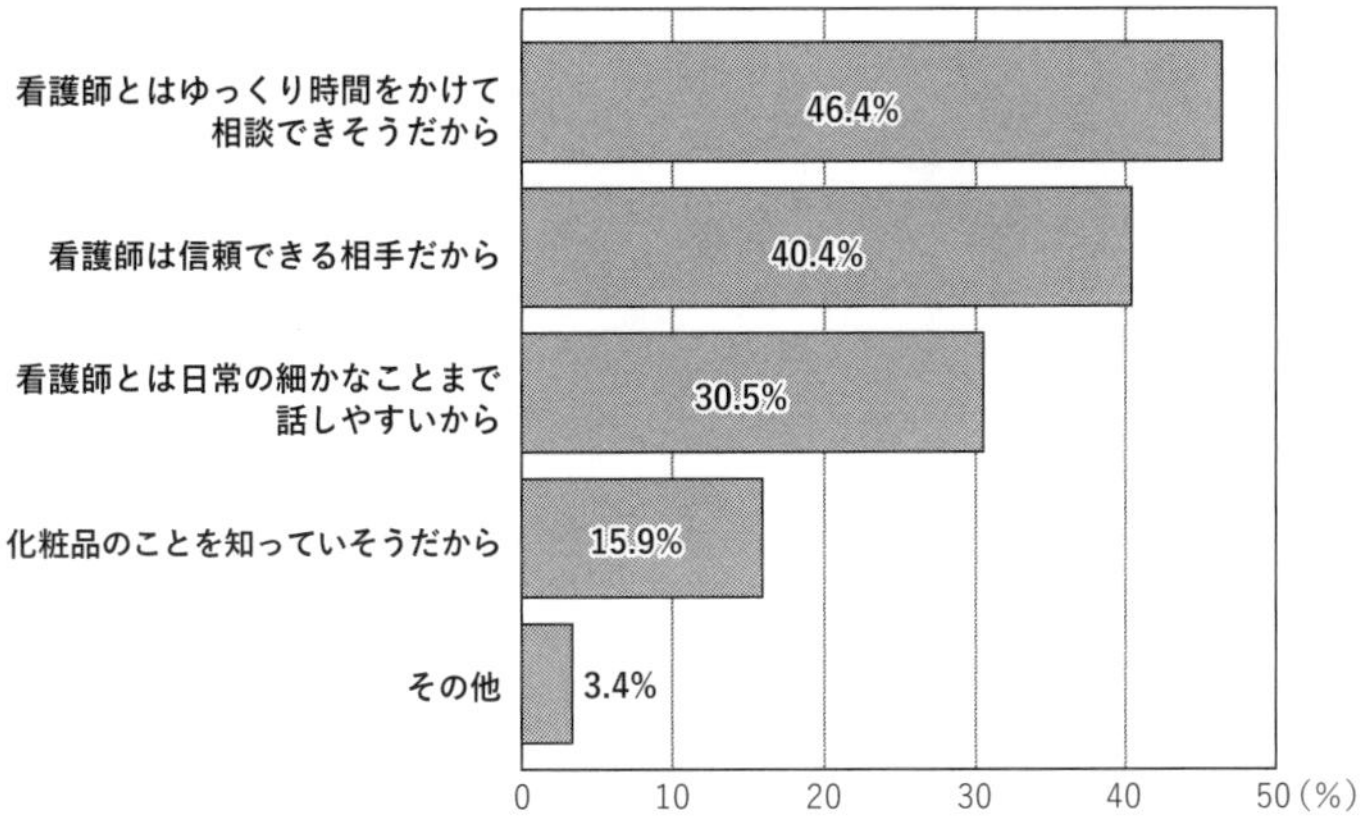

著者作成

どう思うか？」という問いに対して、約90％の患者が「良いと思う」と返答していました。「看護師によるスキンケアアドバイスを良いと思う理由は？」という問いに対しては、「ゆっくり時間をかけて相談できそうだから」（46・4％）「信頼できる相手だから」（40・4％）「日常の細かなことまで話しやすいから」（30・5％）と続いていました（図12）。

実際、私のクリニックでも私の前では言わない悩み事を皮膚疾患ケア看護師である師長には話せるという患者がいます。そしてその内容を師長がフィードバックし、チームで情報共有することでアドヒアランス向上に役立っています。また、副作用が少なく高い効果が期待できるデュピクセント®の導入には丁寧な説明が大切ですが、これについても皮膚疾患ケア看護師を中心として看護師が導入マニュアルを作成し、患者説明に役立てています。さらには待合室に病気に関する啓発ポスターを貼付するなどの活動も看護師が担っています。YouTubeで「日本皮膚科学会の皮膚疾患ケア看護師」と検索すると「患者さんのためになる、自分のためになる。～REAL VOICE～皮膚疾患ケア看護師インタビューシリーズ」の座談会の様子を見ることができます。ぜひ、皮膚疾患にかける看護師の熱い想いを聞いてみてほしいと思います。

多職種チームで患者を支える

患者を支えるチームのメンバーは、当然のことながら皮膚疾患ケア看護師だけではありません。皮膚疾患ケア看護師の資格を持たない看護師でも、十分に深い知識と経験を持って患者のケアに当たっています。看護師として、患者と向き合う姿勢に違いはありません。

また、患者が受診したときに最初に接する事務の人の役割もとても大切です。

私のクリニックにおけるチーム医療では、トリアージができるチームであることを大切にしています。トリアージとは、緊急時や災害時などに治療の優先順位を決定するプロセスのことを指します。トリアージは救急医療現場や災害医療などだけではなく、日常的な外来診療の場においても重要です。特に、皮膚科は単なる皮膚の病気だけではなく、全身の疾患や重篤な症状の兆候として症状が現れることもあります。だからこそ私たちは、日々の外来診療でも、生命に危険がある患者や緊急性を要する患者を見逃さないために、チームでトリアージに力を入れています。

トリアージをはじめとして、私たちは受付事務、看護師、医師がそれぞれ密に連携を取りながらチームで対応しています。ここでは、最初に患者から話を聞く事務がまず情報を整理します。私たちのクリニックでは、この時点で事務が「何かおかしい」と感じたら、すぐに看護師を呼ぶ体制が確立されています。そして看護師が実際に患者をみてトリアージし、緊急性が高いと判断したら診察の順番を早めてすぐ医師の診察を受けられるようにするなど緊急度に合わせた対応を取っています。

例えば実際にあったケースですが、患者が蕁麻疹で湿疹ができたと言って受診しました。しかし、よく話を聞いてみるとハチに刺されたことが分かりました。この場合、ハチのアレルギーによるアナフィラキシーショックの可能性を考えて、迅速に診察を受けられるように配慮します。あるいは火傷で受診した患者ならば、火傷をした時刻や原因、熱湯による火傷なのか化学物質による火傷なのかを聞き取って、やはり少しでも気になることがあれば看護師へ連絡します。

適切にトリアージした結果、ハチに刺されてショック症状を起こしている人をすぐに大学病院へ搬送したこともありますし、蕁麻疹で受診した人が呼吸困難を起こしていたためすぐに救急搬送したこともあります。日頃から研修を行ったり取り組みを進めたりしているので、私たちのクリニックの事務は患者の異変もキャッチしやすいようにトレーニングされています。例えば「どうしてこの患者は目がこれほど腫れているのだろう」と疑問に感じるほか、「赤いブツブツが首にもあるけれど、どうしたのだろう」というような「異変に気づく目」を持っているのです。その意味では、医師や看護師だけではなく受付の事務も含めたチーム医療が重要になるといえます。

また、クリニック内でのチーム医療にとどまらず、私たちはクリニック外の専門職とも緊密に連携しています。その一例が、患者が処方された薬を受け取る保険薬局の薬剤師です。薬剤師は、医師が処方した薬の内容を確認し、患者に適切な服薬指導を行うことで、治療の一端を担っています。例えばアレルギーや併用薬との相互作用が懸念される場合は、薬剤師が相互作用をチェックしたり、ほかの診療科と重複した薬が処方されていないかなどを確認したりします。あるいは薬の正しい使い方に関する説明をするなど、患者が安全に治療を継続できるようサポートします。

クリニックのスタッフと薬局の薬剤師の連携を進めるために、勉強会も一緒に行っています。皮膚科の領域では近年、ＪＡＫ阻害剤の処方が増えるほか、効き目の鋭い新薬の登場も多くなっています。そのようなときに、製薬会社から出される情報をクリニックの医師や看護師、そしてクリニック外の薬剤師と一緒に勉強することで、互いにチームの一員として患者を支えられるように連携を深めています。

このように、私たちは医師だけではなく看護師、事務、薬剤師などさまざまな職種が一丸となって患者を支えるために努力しています。アトピー性皮膚炎の治療で不安なことを感じたら、ぜひ皮膚疾患ケア看護師や薬剤師、事務などに遠慮せずに質問し、多くの専門職を味方に付けてほしいと願っています。

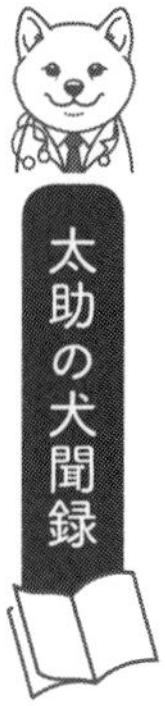

夢を言葉にすれば叶う！

僕は「太助」である。ご主人が時代劇を好きなため、一心太助から命名されたようだ。「有言実行」という言葉があるが、昔は何も言わず夢に向かって黙々と行動するのが、美学とご主人は思っていたらしい。幼少の頃からアトピー性皮膚炎に悩まされ皮膚科医になりたいと思い、黙々と勉強したようだ。ついにその夢は叶い、皮膚科医になった。

ご主人には皮膚疾患ケア看護師という資格を持つ、美人で、患者に寄り添う気持ちで溢れた奥様がいる。まさに「才たけて見目麗しく情けあり」の人だ。ご主人は奥様に夢を語り見事にゴールインした。それ以来ご主人は夢を語るようになったようだ。忙しい外来で患者満足度向上にはメディカルスタッフとの連携が不可欠で、どんな仕事でもチームワークが大切だ。僕ら犬族でもチームワークを乱す者は皆からシカトされる。僕もご主人の奥様みたいな美人の彼女が欲しくていつもワンワンと吠えているのだが、なかなかすてきな彼女と巡り逢わない（笑）。「自己成就予言」といって、夢を言葉にすれば夢は現実になるらしく、ご主人は夢を言葉にするようになった。夢を言葉にすると周りの人が協力してくれて、夢の実現が近づくらしい。ご主人の夢は自分自身の経験から、汗と発汗の違いがガイドラインに明記されるのが夢となった。室田浩之教授らのご尽力により夢は叶い、ご主人は大喜びであった。

ご主人の次の夢は、死ぬまでに自分の経験を一冊の本にまとめて、現在、アトピー性皮膚炎で苦しんでいる患者やその家族の人たちにエールを送ることだ。その夢も2025年4月に金沢市で開催される臨床皮膚科医会総会・臨床学術大会にご主人が財務委員長をすることになり、学会までに発刊を目指している。

ご主人のクリニックで毎年開催しているテニス大会「充和会杯」もすてきな人たちの繋がりで実現している。人生やはり「ご縁」である。このすてきな大会を続けることが、ご主人の夢だ。

アトピー性皮膚炎で悩む人たちもぜひとも夢を言葉にしてほしい。言葉にすれば周囲の人たちが協力してくれて、きっと願いは叶うはずだ。

第6章

【老年期】65歳～
免疫の低下による感染症の合併を防ぐ
老年期の治療と家庭でのケア

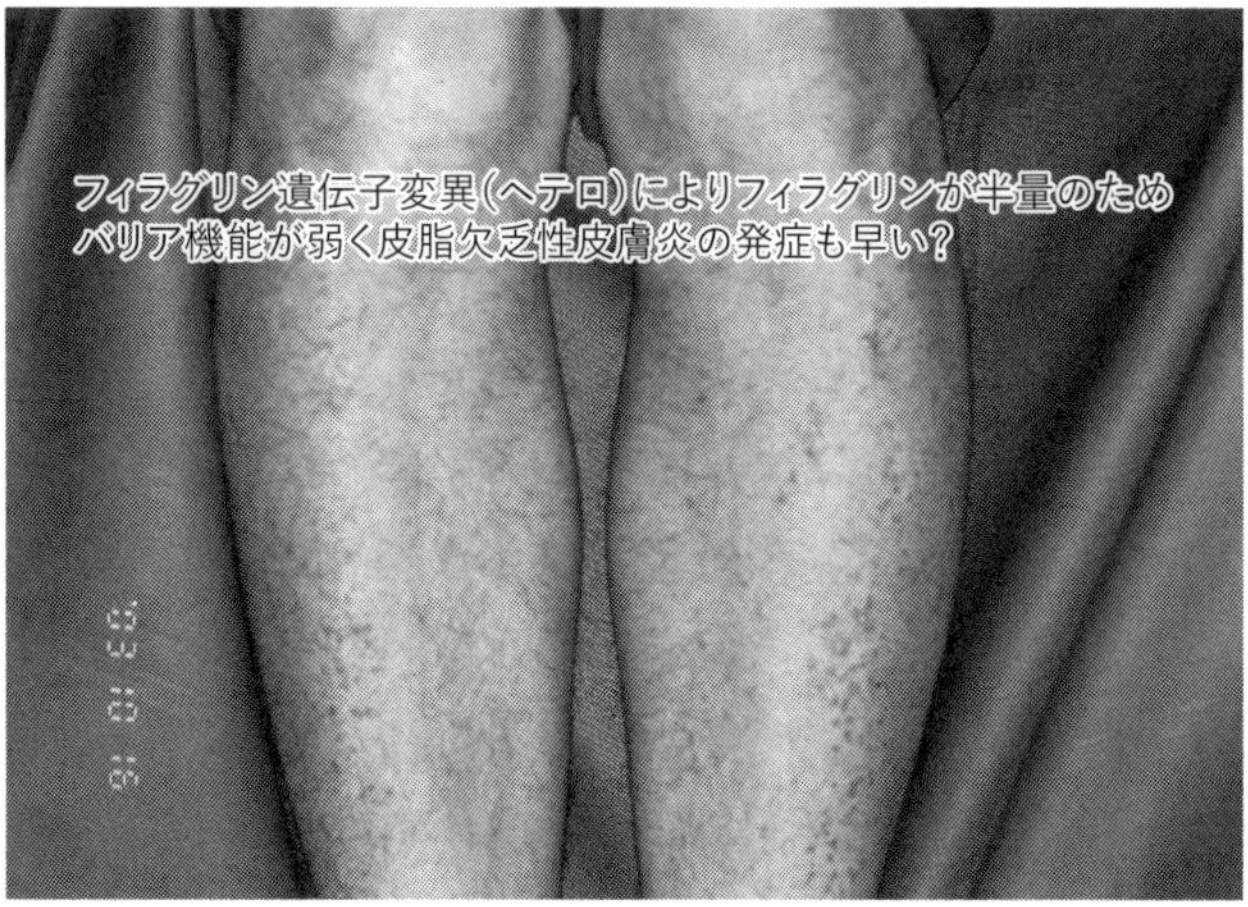

著者の下肢の皮疹

老年期に入ると肌の乾燥がさらに進む

老年期に入ると年齢による肌の乾燥も相まって、アトピー性皮膚炎の患者の肌はさらに乾燥がひどくなります。特に「弁慶の泣き所」と呼ばれるすねの部分が乾燥によって粉を吹いたような状態になります。私自身、アトピー性皮膚炎ではない人と比べれば、年齢よりも早く粉を吹くようになりました。アトピー性皮膚炎の患者は皮膚のバリア機能を維持するためのタンパク質であるフィラグリンが少ないため、皮脂の低下に伴って起こる皮脂欠乏性湿疹の発症が早いのかもしれません。

特に冬は温度が低く、湿度も低いので、皮膚は乾燥しやすく保湿が重要になります。皮膚の表面を保湿するためのものとして、ヘパリン類似物質と尿素製剤は健康保険を使って処方することができます。尿素製剤は安価なので、薬局で売られている市販薬（ＯＴＣ製剤）にはかなり含まれていますが、刺激感があるため注意が必要です。皮表の保護を目的にしたものとしては、白色ワセリンや亜鉛華軟膏、アズノール®軟膏などがあります。白色ワセリンのなかでも、不純物を取り除いたプロペト®が使用感も良いです。

皮膚は老化とともに血流が悪くなり、汗もかきにくくなっていきます。同時にコルチコステロイド外用剤は、継続して使用することで皮膚が薄くなるほか、発汗機能が低下すると言われています。そのようなときに推奨されるのは、ヒルドイド®クリームです。ヒルドイド®クリームは保湿効果があると同時に、血行促進効果もあるため一石二鳥です。発汗機能の低下を補うためにも、血流促進効果があるヒルドイド®クリームは有効です。ヒルドイド®クリームを３ＦＴＵくらいたっぷりと塗布すると、発汗機能が改善したとするデータがあります。プロペト®も安価で良いのですが、発汗機能は期待できません。

ただし、ヒルドイド®にはジェネリック医薬品と呼ばれる安価な製品が後発品として販売されていますが、それらのジェネリック医薬品では発汗機能は改善しません。皮膚の外用剤は、主剤を溶かしている基剤が重要だからです。

患者のアドヒアランスを上げて正しく外用剤を使ってもらうためには、剤形選びも重要です。保湿剤を塗ってべたつくのが嫌いで外用アドヒアランスが低下している場合は、複数の保湿剤を使い分けることでべたつきを抑えることができます。例えば、朝はべたつかないヘパリン類似物質ローションを塗布し、夜は白色ワセリンを塗布するという方法があります。あるいは、乾燥しがちな冬は白色ワセリンを使用し、夏はサラッとした使用感で使えるローションという使い分けも有効です。一人暮らしの高齢者で背中への塗布が困難な人に対しては、ヘパリン類似物質のスプレー剤もあります。ローションタイプやクリーム、スプレーなどどのような剤形を選ぶかが重要になります。どのようなタイプの保湿剤を使ってもアドヒアランスが悪い場合は、保湿効果のある入浴剤を使うことで補えます。

アトピー性皮膚炎ではない人も、高齢になると自然と皮膚は薄くなります。ただでさえ薄くなっていくところに長期間コルチコステロイド外用剤を使用していたら、さらに薄くなってしまいます。その結果、老人性紫斑などが起こりやすくなります。老人性紫斑とは、加齢によって血管や周囲の組織がもろくなりちょっとした力によって内出血が起こり、紫色のあざ（紫斑）ができる状態です。もともと高齢者では起こりやすいですが、アトピー性皮膚炎の患者はさらに老人性紫斑ができやすくなります。

私自身、長年コルチコステロイド外用を塗り続けてきたため、皮膚が萎縮して薄くなり、指紋も薄くなりました。今ではさまざまなセキュリティで指紋認証などもありますが、私の皮膚では指紋認証にも反応しなくなり、困ることがあります。ですから、私自身の皮膚を守るためにも可能な限りノンステロイド剤でコントロールするように意識しています。

診療時は背中の病状を知る絶好機

私は診察室で、まず患者に後ろ向きに座ってもらい、背中に外用剤を塗りながら関係のない話から診察を始めます。私はこれを「秘技・背中塗りテクニック」と名付けています。特に一人暮らしで背中に外用剤を塗れない高齢者には、とても喜ばれるテクニックです。

これは、患者と信頼関係を築くだけではなく、症状の変化を見逃さないためにもとても効果的な方法です。開業医は一日に多くの患者を診察するので、どうしても1人当たりの時間が短くなりがちです。また、患者に症状の変化がないか尋ねてみても、患者自身は自分の背中を見ることはできないので背中の症状を見過ごしてしまっていることがあります。

そのようなときに、背中に外用剤を塗りながら患者と話をすることは有効です。患者自身も気づかない背中の皮疹に気づくこともできますし、患者の肌を実際に触ることで多くの情報を得られるからです。私は、皮膚科医にとって触診は極めて重要だと考えていて、触診をする医師こそが臨床に強いプロフェッショナルだと感じています。プロアクティブ療法を実施するにしても、触診は重要です。例えば子どもの肌であれば、実際に保護者に触ってもらい、その触感を医師と保護者で共有することが大切です。それによって、現状を把握して目標を明確にできるからです。つまり、触診こそが治療の秘訣だともいえるのです。

また、何よりも直接肌に触れながら会話をすることで、患者の満足度は一気に向上します。短時間で患者との信頼関係を築くにはとても良い方法だと思っています。私のクリニックでは「希望箱」と呼ばれる投書箱のようなものを設置して、患者に自由に意見を言ってもらえるようにしています。その希望箱にも「私がこの病院に来るのは先生が薬を手に塗りながら診察をされることです。その指から先生のやさしさが伝わってきます。寒さきびしい中がんばってください」といううれしいコメントをもらいました。皮膚科医は見た目(視診)だけでなく、実際に患者の皮膚を触ってみて(触診)、肌の調子を観察しているのです。

もちろん、患者は毎日クリニックに来るわけではないので、自宅では自分で塗らなければなりません。塗ってくれる同居の家族がいない場合は、一人で背中に薬を塗ることができる器具が発売されているので、肌を傷つけないようなものを選んで使ってみるとよいと思います。

アトピー性皮膚炎と症状が似ている疥癬《かいせん》は要注意

私はクリニックの休診日を利用して、片道1時間以上かけて、複数の地域の高齢者施設へ訪問診療を行っています。訪問診療に行くときは、カルテや顕微鏡、外用剤、内服薬、ホットプレート、病巣から採取した皮膚を検査するためのKOH検査セット、医療用ピンセット、組織を切断するためのはさみ（クーパー）などを持参します。

高齢者施設では乾燥による皮脂欠乏性湿疹の人が多くいますが、注意が必要なのは疥癬です。疥癬とはヒゼンダニと呼ばれるダニが人の皮膚に住みつくことで発症する皮膚の感染症です。ダニというと、通常、布団やカーペット、ぬいぐるみなどにいるダニを想像すると思います。ダニはアトピー性皮膚炎の悪化因子として有名です。しかし、疥癬はアトピー性皮膚炎の悪化因子となるダニとは異なり、特殊なダニです。

ヒゼンダニは皮膚のいちばん上にある角質層にトンネルを掘り、卵を産み付けて増えていきます。皮膚から皮膚へ、服などを介して感染していきます。感染すると、強いかゆみが起こります。通常型疥癬と爆発的な感染力を示す角化型疥癬の2種類に分類されています。角化型疥癬は感染力が高いため、大部屋などで生活するとあっという間にうつるので、個室で管理することが必要になります。

角化型疥癬は、ノルウェーの医師が発見したため昔はノルウェー疥癬と呼ばれていました。角化型疥癬に感染すると、牡蠣の殻のように厚く積み重なったカサカサのかさぶたができ、皮膚は赤くなってフケが飛び散ります。通常型疥癬のダニの数は数十匹程度ですが、角化型疥癬では数百万匹という恐ろしい数のダニが発生し、すさまじいスピードで感染が拡大します。

私は高齢者施設を往診するなかで、感染力が高い角化型疥癬が存在しないにもかかわらず、通常よりも多くの感染が発生するアウトブレイクを何度も経験しました。この経験から、老人施設では通常型疥癬と角化型疥癬の中間に位置する、中間型疥癬が発生しやすいのではないかと考え、「老人施設型疥癬」を提唱しました。そして老人施設型疥癬を論文にまとめて、広く警鐘を鳴らしました。

また、高齢者施設では免疫力が低下した高齢者が寝たきりなどで過ごしているため、疥癬を排除しにくい状態にあります。高齢者の場合は通常型疥癬であっても、次第に疥癬虫が増加し、角化型疥癬の前段階である中間型疥癬に移行しやすいものと考えています。疥癬には、コルチコステロイド外用剤は禁忌です。高齢者にはスミスリンローション®の外用がファーストチョイスですが、それでも治らない場合はストロメクトール®の内服も考慮します。

　気をつけなければならないのは、疥癬は一見して症状がアトピー性皮膚炎と似ているということです。皮膚科以外の医師などがアトピー性皮膚炎と勘違いをして、コルチコステロイド外用剤などを処方すると大変なことになってしまうことがあります。疥癬にコルチコステロイド外用剤を塗っても効果はなく、むしろどんどん増殖してしまいます。そうして誤った対応を取っているうちに施設内で疥癬がアウトブレイクし、施設のスタッフなどにも感染してパニックが起こることまであるのです。

　最近の高齢者施設では空調設備も完備されていて、疥癬が好む温度、湿度が保たれた環境になっているため注意が必要です。一方で、皮膚科は外来が非常に忙しいため、皮膚科医で訪問診療や往診をしている医師はあまりいません。高齢者施設には多くの場合、提携医療機関がありますが、内科を標榜する医療機関が中心です。疥癬が出た最初の段階で皮膚科医が対応していればすぐに感染を食い止めることができたはずなのに、気づくのに遅れて感染が拡大してしまうことがあるのです。

　高齢者施設における疥癬の集団発生の問題点は、さまざまにあります。例えば、そこで生活するような入居型の施設だけではなく、通いの施設であるデイサービスや数日〜1カ月程度の短期滞在用のショートステイなどでも集団感染が起こることがあります。このような場所では、利用者同士が互いに疥癬をうつしたりうつされたりを繰り返す、ピンポン感染が起こることがあります。また、疥癬患者を隔離することが困難という問題点もあります。今は個室の高齢者施設も多くありますが、食堂や浴室などは共同のことが大半ですし、完全に隔離して個別に対応できるほど十分に介護スタッフが配置されていないこともあります。その結果、どうしても隔離が不十分になって感染が広がることがあります。

高齢者施設の疥癬では、症状のグレード別に求められる対応も変わってきます。皮疹がなかったりあったとしても軽度だったりする場合などは、疥癬の可能性が低いとされて特別な対応は必要とされません。これに対して典型的な皮疹がみられたり顔面や頭部にも皮疹があったり、あるいは疥癬虫の検査で陽性だった場合などは、個別の対応が必要になります。老人施設型疥癬の場合は個室においてリネン類を毎日交換し、スタッフは手袋を着用して対応することが必要です。さらに進んで角化型疥癬の場合は、個室においてリネン類を毎日交換し、さらにスタッフは手袋とガウンを装着して対応することが求められます。

しかし、人手不足が慢性化している高齢者施設において、これだけの対応をすることは簡単ではないと思います。

ほかにも、治療面での課題があります。治療面では、定期的な皮膚科医の訪問診療が困難ななかで、疥癬の診断がつくまで嘱託医による指示でコルチコステロイド外用剤が塗られてしまい、状況が悪化することなどがあります。これらの課題を解決させるためには、まずは高齢者施設において、スタッフに疥癬の正しい知識を周知することが何よりも重要です。そのためには、私たちのような皮膚科専門医が講義を行うなど、啓発活動に取り組まなくてはならないと感じています。

歩行困難な高齢者はオムツ周りを重点的にケアする

高齢者施設は疥癬をはじめとして皮膚疾患を持つ入居者が多く、本来ならば皮膚科医の重要性は非常に高いといえます。皮膚科医に限らず、今は開業医を中心に医師が高齢化して、訪問診療まで対応できる医師が減っていると感じます。今後さらに医師が高齢化し、人数も減っていったら、果たして日本の在宅医療はどのようになってしまうのだろうかというのは懸念点の一つです。

疥癬に限らず、高齢者は皮膚のバリア機能が低下しているためさまざまな接触皮膚炎を起こすことがあります。特に気をつけてほしいのは、高齢者でオムツを使用しているケースです。オムツの中が蒸れて、カンジダというカビによる感染症になることもあるため注意が必要です。乳児もオムツ周りの皮膚にトラブルを起こすことが多くありますが、成長とともにやがてオムツは外れます。一方で高齢者の場合は、自分でトイレに行くことができなくなったら長期にわたってオムツを使用し続けることが必要です。そのため、特に注意してオムツの周りを清潔に保つことが重要です。

高齢者施設に入所している場合、アトピー性皮膚炎などを患っていてもなかなか自分で皮膚科を受診するのは難しいこともあると思います。そのような場合は、せめて保湿だけでもしっかり継続するようにするのが理想です。できるだけ肌を清潔に保ち、可能であれば入浴後は保湿剤を塗るように介護スタッフに伝えるのがよいと思います。

私が訪問診療を行うようになったのは、恩師や友人たちが地域医療に貢献してきた背中っていないのだと思います。なぜなら、仲間たちが支え合って、同じ方向を見てきたからです。訪問診療は、クリニックの経営面からみれば必ずしもプラスになっているとは言えません。しかし、それ以上に大切なものがあると信じて、仲間たちと同じように地域医療にも力を入れてきました。そのことが、間違っていなかったと実感した出来事があります。

普段はクリニックの休診日を利用して師長と一緒に訪問診療をしていますが、あるときしばらく休院して診療を休んでいた時期がありました。その後、数カ月ぶりに老人施設を訪ねると、なんと93歳のおばあさんが「石黒先生おかえりなさい」という大きな垂れ幕を作って待っていてくれたのです。私はそれを見て、思わず号泣してしまいました。自分自身が患者の「エール」に支えられながら、診療できていることを改めて痛感しました。この瞬間は、ただの感動ではなく、私の診療の原点を再確認させてくれる出来事でした。医師としての役割は、治療を施すだけでなく、患者との信頼関係を築き、そのなかでお互いに支え合うことだと強く感じたのです。私たち医療者が患者にエールを送り、治療を提供するだけでなく、実は患者からも多くのエールをもらっているのだと気づかされました。この「おかえりなさい」の垂れ幕に込められた思いは、私にとって何物にも代えがたい宝物であり、その後の診療においても常に心の支えとなっています。

老年期では目の合併症のリスクがさらに高まる

この書籍を書き上げるために、診療後、夜遅くまで執筆作業を続けていたところ、ある日の診療中に突然、目の前に疥癬の卵のような浮遊物が飛び交い（飛蚊症）ました。網膜剥離の恐れもあるため、緊急で眼科を受診し眼底検査を施行してもらいました。幸いなことに現在のところ、網膜剥離は起こしていないようで安堵しました。

アトピー性皮膚炎の患者は目の合併症も多く定期的な眼科受診が必要ですが、加齢とともに目の合併症のリスクはさらに高くなります。アトピー性皮膚炎の目の合併症として多い白内障や網膜剥離は、アトピー性皮膚炎ではない人であっても加齢とともにリスクが高くなるからです。ですから、高齢期になればさらに眼科受診の重要性は高まります。

アトピー性皮膚炎の患者の目の合併症は眼瞼炎、結膜炎が多く起こります（32％～67％）。目の合併症に対しては、プレドニン眼軟膏®、小児用プロトピック®軟膏、アレジオン®眼瞼クリームや、点眼薬を用いて治療します。なお、私はプレドニン®眼軟膏、小児用プロトピック®軟膏、アレジオン®眼瞼クリームの3つの薬を「目の三種の神器」と呼んでいます。

アレルギー性結膜炎の悪化には、ダニや花粉などの抗原による刺激や、目をかくことなどによる機械的刺激が関係しています。さらに機械的刺激だけでなく、目の乾燥（ドライアイ）によってもＩＬ－33と呼ばれるサイトカインを介して悪化することが分かっていますので、目の保湿も皮膚と同様に大切だと考えています。

デュピクセント®を使用している人も、結膜炎を発症しやすいので注意が必要です。海外の報告では人口涙液点眼も予防的に提案されています。角膜が薄くなって円錐状に突出してくる円錐角膜も稀に見られます（0・5～3・3％）。円錐角膜に対しては、ハードコンタクトレンズを装着して矯正するほか、重症例では角膜移植が行われることもあります。

注意が必要なのは白内障（4～20％）と網膜剥離（2・1～3・3％）です。白内障は水晶体の前の方からヒトデ状に濁っていく前嚢下や後ろのほうから濁っていく後嚢下混濁が特徴で、治療には手術が必要です。

一般の人の白内障手術を受ける年代の1位は70代、2位が80代と言われているのに対して、アトピー性皮膚炎の患者の白内障の発症年齢は低い傾向があるため、眼科の定期受診が大切です。実際、私も左目に靄がかかる霧視になり、白内障と診断されました。白内障の点眼薬（カリーユニ点眼薬）を開始しましたが、症状が悪化して顕微鏡が見づらくなり、みずいぼが、取りにくくなったため、53歳のときに水晶体再建術を行いました。このときは、皮膚科医の命とも言える、患者の皮疹が見える距離に焦点を設定して手術をしてもらいました。

さらに、今度は56歳のときに右目も見づらくなり、右目も白内障の手術をしました。このときは、眼鏡をかけるとかゆくなるので、車の運転ができるように焦点を設定してもらいました。反省点としては、焦点がずれると疲れやすいので、遠近両用のレンズ（多焦点眼内レンズ）にしてもらえばよかったかなと思っています。

合併症のなかでも最も怖いのは、網膜剥離です。私のように、目の前に透明なものや、黒い蚊のようなものが動いたり（飛蚊症）、暗い場所で突然、稲妻のような光が見えたり（光視症）、急に視力が低下した場合は、至急、眼科を受診することが重要です。網膜剥離は早期発見できれば、網膜の裂けた部位にレーザーを照射する「光凝固法」によって治療できます。すでに網膜剥離が進行している場合は手術になり、網膜の中心部である黄斑部位まで剥がれた場合、急激に視力が低下し、失明に至る恐れがあります。

2018年のアトピー性皮膚炎ガイドラインでは、「ステロイド外用薬の眼周囲の使用は眼合併症のリスクを高めるか?」という問いに対して「アトピー性皮膚炎の眼周囲への使用は白内障のリスクは高めないが、緑内障のリスクは高める可能性がある」と記載されているので、眼周囲にコルチコステロイド外用剤を使用している人は緑内障に注意が必要です。緑内障の人はプロトピック®軟膏などのノンステロイド外用剤を使うのがよいと思います。

自分自身が両眼ともに白内障の手術を経験した反省を踏まえて、目の合併症を発症する前に定期的な眼科受診をする際の私案を作成しました。皮疹からアトピー性皮膚炎が疑われた場合は、積極的に眼科と連携することが重要です。

私自身が作成した眼科受診の私案は、次のとおりです。

1)ステロイド剤使用がなく、顔面(眼周囲)の皮膚病変のない患者→症状出現時に受診

2）ステロイド剤軟膏使用中、またはステロイド内服を不定期に使用の患者→症状がなくても1年に1回は眼科受診（白内障、緑内障のチェック）

3）顔面（眼周囲）の皮膚病変がある人→症状がなくても1年に2回は眼科受診（白内障、網膜剥離のチェック）

4）急激な視力低下、飛蚊症の発症時→すぐに眼科受診（白内障、網膜剥離のチェック）

老年期に入ると、長年のコルチコステロイド外用剤の使用によって皮膚が萎縮してきます。ですから、コルチコステロイド外用剤の使用は必要なときだけに限定し、できるだけ保湿剤やノンステロイド外用剤の「三種の神器」でのコントロールを目指します。アトピー性皮膚炎では、皮膚の老化が早まるとの報告もあります。実際、私も肌年齢を測定したところ、実年齢より進んでいてショックを受けました。気持ちは若いのですが、残念な気持ちになりました。肌年齢を測定することで、やはり高齢になっても保湿が重要であることを再確認させられました。

内服薬などの全身療法のなかには、副作用の少ない漢方療法もあります。例えば炎症のあるかゆみには、ニキビでも用いる十味敗毒湯《じゅうみはいどくとう》を用います。女性で更年期障害などによってイライラして、ついかいてしまう患者には、加味《かみ》逍遙散《しょうようさん》などを用いたりします。あるいは、認知症の患者などにも漢方薬を用いることもあります。高齢者施設では認知症の患者が多く、精神的に不安定になってイライラすると皮膚をかきむしってしまうことが癖になっている人もいます。そのような人に対しては抑肝散《よくかんさん》加陳皮半夏《かちんぴはんげ》が有効です。

漢方薬はその人の体質（証）を観察し、証に合った製剤を選択します。面白いことに証に合わない漢方薬を飲むと患者から「先生、この漢方薬は飲みにくい」と言われます。患者の体が教えてくれているのです。診療では、患者の声に耳を傾けること（傾聴）が最も大切だと思っています。

患者に寄り添う重要性に気づかされた契機とは

私のクリニックでは、患者のためになる良いアイデアがないかスタッフから発案してもらうために、定期的にスタッフミーティングを行っています。患者の声が分かるように希望箱を設置したのも、その中から出てきたアイデアです。希望箱に限らず、日々、スタッフとの対話のなかで大きな気づきを得ることがあります。

例えば私は講演するとき「アトピー性皮膚炎の患者さんの心の串を取る治療戦略～メディカルスタッフの重要性」というタイトルをつけていますが、これは私のクリニックに長年勤めている受付のスタッフから聞いた、とても印象深い話がベースになっています。彼女は医療事務の学校に通っているときに、先生から「患者の『患』の字は『心』に『串』が刺さっているという文字です。患者は読んで字のごとく『心に串が刺さった状態』で来院しているのだから、医療従事者はその心の串を取れるように接しなさい」と訓示を受けたそうです。彼女はその訓示を胸にして、今まで受付業務に携わっていたと話してくれました。彼女がいつも患者に寄り添っていたのは、そのような志を持っていたからだと知らされ、私は心から感銘を受けました。それ以来、私は講演のタイトルに「心の串を取る」という言葉を使っています。いつでも患者の心に寄り添うことを心がけている、皮膚疾患ケア看護師や事務、薬剤師などと協力しながら、幼少期から老年期まで、患者の人生に寄り添いたいと願っています。

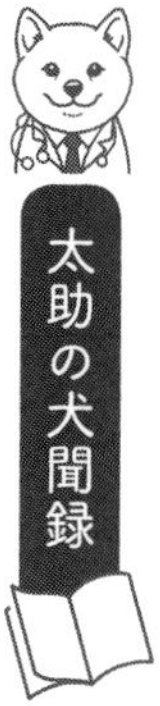

積極的に人とつながりポジティブに生きる！

僕は「太助」である。ご主人は幼少時からアトピー性皮膚炎に悩まされ、皮膚科医を目指した。小学生の頃は学年で重症のアトピー性皮膚炎の人はご主人くらいしかいなかったらしく、花粉症も合併して夜もかゆくて眠れず、アトピー性皮膚炎を恨んでいた。皮膚科医になり、実体験としてアトピー性皮膚炎の患者のかゆみの分かる医師になり、アトピー性皮膚炎の患者の信頼も厚いようだ。

汗と発汗の違いがガイドラインに明記されるのが夢だったが、人とのつながり（長崎大学皮膚科室田浩之教授など：『ガッテン！』に一緒に出演）で夢が叶った。アトピー性皮膚炎だったお陰で、全国でアトピー性皮膚炎の講演をするようになり、今ではアトピー性皮膚炎であることが逆に良かったようだ。人生何が功を奏するか分からないものだ。

福井大学医学部同窓会は江戸時代末期に福井藩で天然痘のワクチンである種痘と壮絶

な闘いをした笠原白翁先生から名前をもらい、「白翁会」と名付けられている。笠原白翁先生の一生を描いた小説『雪の花』が映画化され、2025年1月に『雪の花―ともに在りて―』と題して公開された。ご主人も鬘を被りエキストラとして出演したようだ。

ご主人は白翁会の初代副会長らしく、忙しい診療後にもかかわらず、疲れた体で大学の会議に出席して大学が良くなるように熱い討議を重ねている。白翁会の理事会にNHKの取材があった。NHKの朝の連続ドラマ『エール』の主人公である古関裕而氏が福井医科大学学歌の作者で、大学の40周年の資料から当時の貴重な楽譜や手紙などが見つかったことがきっかけでNHKが取材にきたようだ。ご主人の同級生も駆けつけて当時を思い出しながら皆で合唱して盛り上がった。

コロナ禍で音楽から正に「エール」を貰ったようだ。作詞は高浜虚子のお弟子さんの伊藤柏翠先生で、福井で有名な俳人である。ご主人の母君も高浜虚子の系列のホトトギスの会員で俳句を嗜んでおり、伊藤先生と交友があり、その関係でご主人は伊藤先生を診察したことがあるらしい。人生は不思議なご縁でつながっているものだ。

白翁会会長の本多徳行先生が、2023年2月（誕生日）に63歳で亡くなった。前日の夜も医師会の会合に出席し、夜よほどつらかったらしく、同級生の救急部の先生に連絡して「すぐに受診するように」と言われたらしいが、次の日の患者のことが心配で、土曜日の診察終了後にＣＴの予約をしたそうだ。すぐに受診していれば……と悔やまれる。

ご主人も中毒疹など重症の患者は緊急検査を施行し、その日にできる治療はすべて行っている。さらに心配なので次の日の朝一番に診察するようにしていて、毎日朝一番の患者が数名いるので、本多先生の気持ちはよく分かるようだ。本多先生とは福井医科大学1期生からの仲で、特にご主人が白翁会副会長になってから急速に仲良くなり親友となった。亡くなる1週間前には誕生日のお祝いをしたばかりで、彼が急に亡くなりあまりのショックで免疫力が落ちて、３年間１度もコロナに罹患していなかったのにコロナにかかってしまったようだ。

これも「人生あまり無理をしないで、たまには休んで」という彼からのメッセージかと思い、久しぶりの休息を取った。日頃がんばっていることへの神様からのご褒美か、丁度ＷＢＣで日本が優勝する週で、優勝の瞬間をテレビで観ることができたようだ。その年の10月にもう一人の親友である、ともにテニス部を創部した津田先生が亡くなり、今度はショックでインフルエンザにかかってしまった。免疫力はやはり気持ちで低下するようだ。

ご主人の恩師である丸尾 充先生と奥様の真理子先生が癌で亡くなられ、「充」とご主人の和守から「和」を取って「充和会杯」と名付けて、恩師が亡くなってから追悼テニス大会を20年以上続けている。全国からテニス仲間が集まり、地元の仁愛女子テニスの選手たちも参加している。ご主人は福井医科大学の1期生で硬式庭球部の創設者の一員で、後輩のテニス部の部員やOB、OGも全国から駆けつけてくれているすてきな大会だ。これもご主人が大切にしている「ご縁」の一つだ。

ご主人は先輩や同級生が地域医療に貢献して亡くなった姿を見て、地域医療に貢献するために、休診日に老人施設に往診に行っている。ご主人はクリニックを2カ月くらい閉じていた時期があり、久しぶりに老人施設に往診にいくと93歳のおばあさんが「石黒先生おかえりなさい！」と大きな垂れ幕を作って待っていてくれて、ご主人は号泣したらしい。

クリニックには患者の心の声が聴けるように「希望箱」が設置されている。その中には幼稚園児のかわいいメッセージや年配の人から「私がこの病院に通っているのは、先生が毎回お話をしながら背中に軟膏を塗ってくださるからです。その手から先生のやさしさが伝わります」という温かい言葉が記載されていて、ご主人のモチベーションアップになっている。

人生はやはり人とのご縁である。今、アトピー性皮膚炎で悩んでいる患者はかゆくて夜も眠れず、その家族も大変だと思う。どうしても引きこもりがちになる気持ちは分かるが、ご主人のように明るくポジティブに人とつながり、ご縁を大切に前向きな生活を送ってほしい。アトピー性皮膚炎で悩んでいるすべての患者とその家族にエールを送りたい。

第7章

定期的な受診と正しい知識により、自らのペースで治療を継続する

図13　アトピー性皮膚炎の自然経過

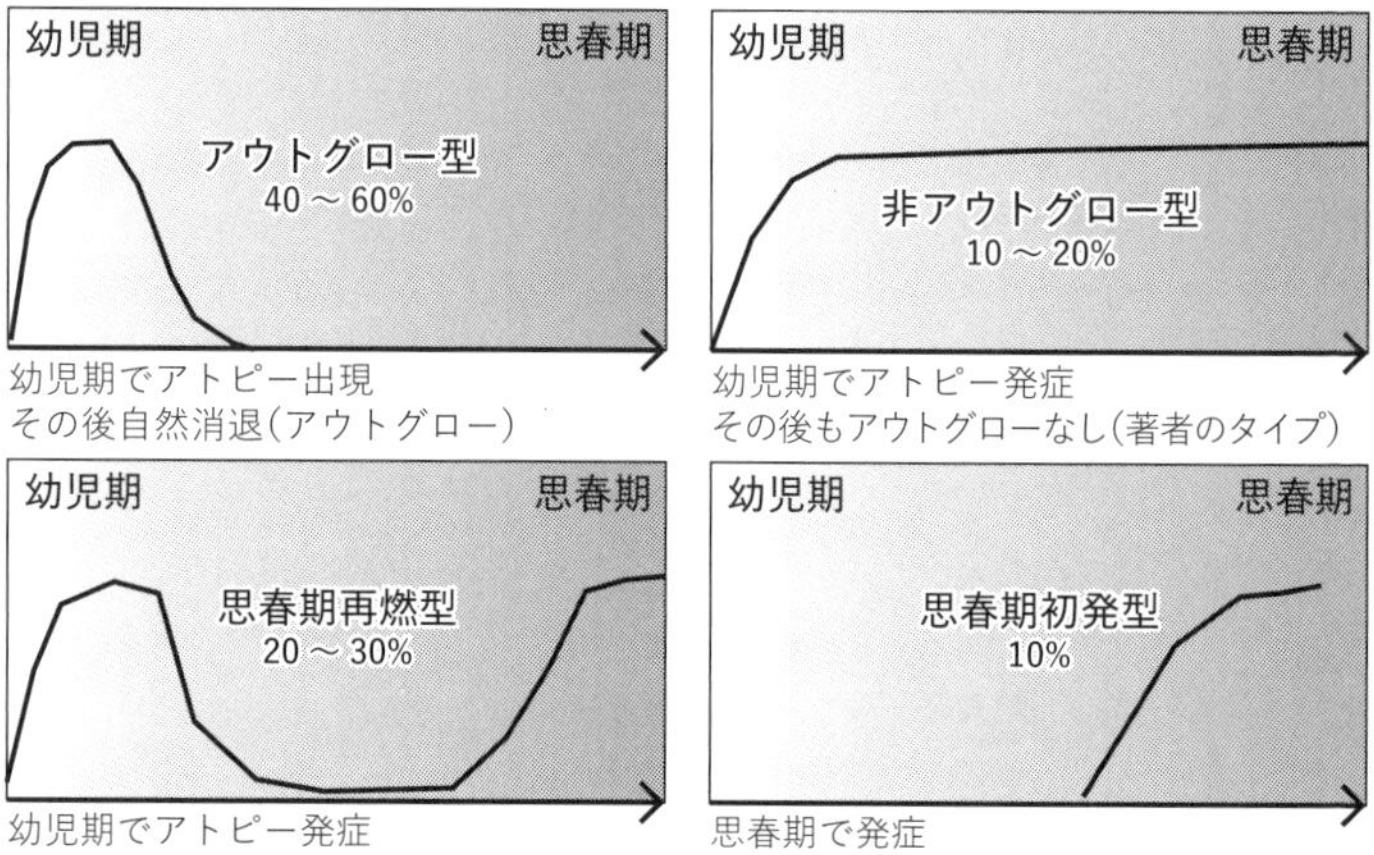

幼児期でアトピー出現
その後自然消退（アウトグロー）

幼児期でアトピー発症
その後もアウトグローなし（著者のタイプ）

幼児期でアトピー発症
いったんアウトグローするも思春期で再燃

思春期で発症

出典：Kijima A et al, Allergltat 2013. 62(1)105-12

再発を繰り返す困難な病気だからこそ治療の継続が大事

アトピー性皮膚炎の患者がたどっていく経過にはさまざまなパターンがありますが、多くの場合、アトピー性皮膚炎は長く付き合っていく病気です。アトピー性皮膚炎の経過のパターンには、幼児期でアトピーが出現しその後自然消退してしまうアウトグロー型もあれば、幼児期でアトピーが発症していったん軽快し、その後に思春期で再燃する思春期再燃型もあります。さらには思春期で初めて発症する思春期初発型、幼児期で発症してその後も軽快しない非アウトグロー型などのさまざまな経過があります（図13）。私は幼児期に発症して、軽快することなく現在まで症状が続いている非アウトグロー型です。

病気と長く付き合っていかなければならないからこそ、正しい知識を得て自分なりのペースで治療を継続していくことが大切です。アトピー性皮膚炎は、症状が治まったと思ったら再燃を繰り返すこともありますが、適切なスキンケアや外用剤の使用など正しい治療を続けることで、症状をコントロールできます。ですから、決して焦らず、医師としっかり話し合いながら、無理のない治療計画を立て治療を継続してほしいと思います。

治療の基本となるのは外用療法ですが、毎日外用剤を塗り続けるのは大変だと思います。また、長く病気と付き合っていくなかでは、さまざまな問題も出てくると思います。例えばクリニカルイナーシャと呼ばれる状態に陥ると、なかなか治療効果が出ていないにもかかわらず、医師も患者も現状に慣れてしまいます。その結果、本来ならばより強い薬に切り替えるなど治療の強化が必要であるのに、それが適切になされないで漫然と同じ治療を繰り返すことにもなります。

このようなことを防ぐためにも、私たち医療従事者から患者に医学的な見地から説明し、同意を取って治療を進めるインフォームド・コンセントが求められています。インフォームド・コンセントを通じて、患者に治療内容やその目的を十分に理解してもらうことで、患者自身が積極的に治療に参加できる環境を整えることが非常に重要です。特にアトピー性皮膚炎のような長期間にわたる治療では、患者のライフスタイルによっても治療の方針が変わることがあります。だからこそ、患者と医療従事者がしっかりとコミュニケーションをとりつつ治療方法を適宜、見直していくことが大切です。

最近ではさらに一歩進んで、ただ説明するだけではなく、患者が何をいちばん希望していて、どのような方向性で治療を進めていくのかを患者と一緒に決めていく「シェアード・デシジョン・メイキング（ＳＤＭ）」も重視されています。シェアード・デシジョン・メイキングは、医師が一方的に治療方針を決めるのではなく、患者自身が治療の選択肢を理解し、自分の希望に基づいた最適な治療法を一緒に選んでいくプロセスを指しています。

これによって、患者は単なる受け身ではなく、患者自身が自分の病気について深く理解し、治療に対する意欲を高める効果が期待されます。また医師と患者のコミュニケーションが強化されることで信頼関係がより深まり、治療に対する不安や疑問が軽減されるメリットもあります。長期にわたる治療には、患者と医療者がともに最善の選択をすることが必要であり、シェアード・デシジョン・メイキングは重要な手法として注目されています。

インフォームド・コンセントやシェアード・デシジョン・メイキングは医療の世界で広く言われていることですが、私のクリニックではここからさらに1歩、2歩と進んだ取り組みを行っています。それは、患者と治療方針を相談して決める際に「もし患者が自分の親だったら、きょうだいだったら、子どもだったらこうすると思う」と提案するということです。

患者が自分自身で治療方針を決めることが大切といっても、専門知識がある私たちとそうではない患者とでは知識量にも差があります。だからこそ患者と相談しても治療方針が決まらない場合などは、私たちの専門知識に基づいて「もしも自分の家族だったら」という想定でアドバイスをするようにしています。こうすることで、専門知識を活かしつつも患者の立場になって、親身になったアドバイスができるようになると考えています。こうすることによって患者との信頼関係も築きやすくなり、長期にわたって良い関係を構築できるかかりつけ医になることができます。

働くスタッフがいきいきとしているクリニックを選ぶ

アトピー性皮膚炎は長期にわたって付き合っていく病気ですから、スケジュールどおり定期的に通院し、自宅でのスキンケアを継続することが症状のコントロールには何よりも大切です。定期的に受診していれば、トラブルが起こる前に気づいて早期に対処できます。しかし、通院を中断してしまって重症化してから慌てて受診すると、それまで積み重ねてきた治療をゼロからやり直さなければならなくなります。重要なことは、日々の継続したスキンケアと定期的にかかりつけ医を受診することなのです。

定期的に通院するためには、やはりかかりつけ医との信頼関係の構築が重要です。では、かかりつけ医をどのように選べばよいかというと、選ぶ際のポイントはいくつかあります。まず大切になるのは、医師との相性です。医師と患者も人間同士ですから、話しやすさや相性の良さはかかりつけ医を選ぶうえでの重要な要素です。患者の話にしっかりと耳を傾け、患者の抱える不安や悩みに寄り添ってくれる医師が理想です。

クリニック全体の雰囲気も大切なポイントの一つです。クリニックに入ったときの第一印象は意外とあてになるものですから、自分の直感も大切にするとよいかもしれません。医師の印象はもちろん大切なのですが、患者が最初に接するのは受付です。受付の対応が好ましくないと、自然とそのクリニックには足が遠のいてしまうかもしれません。「受付はクリニックの顔である」などとたとえられることもあるように、受付には病院の雰囲気が表れますから、良い対応ができるクリニックを選ぶと安心です。

スタッフ同士が和気あいあいとしているのか、和やかな雰囲気なのか、溌剌としているのか、忙し過ぎてギスギスしているのかなど、なんとなく雰囲気で分かる情報も多くあります。良いクリニックはチームワークが良いものです。医師だけではなく看護師や受付など、院内のスタッフの雰囲気も大切なポイントになるはずです。

また、ちょっとした皮膚のトラブルにも丁寧に対応してくれるクリニックは、患者に優しいクリニックだといえます。私はアトピー性皮膚炎と汗との関係から多汗症に興味を持つようになり、今では多汗症に関する講演も多く行っています。多汗症は、他人に打ち明けられない悩みの代名詞であり、サイレントハンディキャップです。患者の多くは多汗症が病気であり治療できることを知らないので「汗くらいで病院を受診できるはずがない」と思い込み、一人で悩んでいます。しかし、受診さえしてくれたら今は良い薬も出ていますし、保険適用で治療が行えます。だからこそ、小さな悩みでもまずは相談してほしいと思います。

ほかによくある小さなトラブルとしては「とげが刺さって抜けない」と言って受診する患者がいます。そうした患者の中には「とげなんかで受診したら怒られるのではないか……」などと考えている人がいます。しかし、もちろんそのようなことはありませんし、皮膚に関係するトラブルならばどのような小さなことでも医師や看護師に相談してほしいと思います。反対に言えば、小さなトラブルだからといって粗雑に対応するようなクリニックは、望ましくないといえます。

皮膚科専門医からかかりつけ医を選ぶのも一つの方法

相談しやすい雰囲気などに加えて、当然のことながら正しい専門知識と多くの経験を持つ医師をかかりつけ医に選ぶとより安心です。皮膚科は比較的簡単な診療科だと誤解されがちですが、実はそのようなことはありません。「皮膚は内臓の鏡」といわれるほど重要な臓器ですし、皮膚科は知れば知るほど奥が深い診療科です。重篤な病気の初期症状が爪の先に現れることもありますが、そうした小さな変化を見落とさずに気づくためには深い知識と経験が必要です。実際に私は医師になって40年が経ちますが、いまだに初めて見る病気があり、学会発表をしているほどです。

医師に専門知識と多くの経験があるかどうかを判断するには、皮膚科専門医であるかどうかが一つの目安になります。皮膚科専門医は、日本専門医機構が認定する基本19診療科の一つです。皮膚科専門医になるためには、日本皮膚科学会に入会してから最低でも5年間の皮膚科研修を受けて、さらに全国に約100ある主研修施設で最低1年間の研修を受けたうえで、経験症例数や手術数、講習会参加、論文執筆に関する規定をクリアする必要があります。これらの要件を満たしてから責任指導医の推薦を受けて、皮膚科専門医の試験に合格することが求められます。

日本皮膚科学会のホームページを見れば、皮膚科専門医を検索することができますから、自分が通える範囲の病院やクリニックにいる皮膚科専門医を探してみるのがかかりつけ医を見つける良い方法だと思います。あるいは、病院やクリニックのホームページには、院長や働いている医師の経歴が載っています。ここを見て、どこの大学を卒業してどの病院でどれだけ研修を積んだのか、開業まで医師として何年ほど臨床を経験しているのかなどを確認するのもよいと思います。個人的には、少なくとも皮膚科医として最低10年以上は経験を積んでいる専門医に、しっかりと診てもらうことがよいと感じています。

経験や知識が増えれば増えるほど迷うことも増えます。何十年も皮膚科医をしていると若いときよりも多くの病気を知るようになるので、かえって迷うこともあるのです。例えば、ある症状を見たときに、経験年数の浅い医師が候補となる病気を10種類思いつくとしたら、私たちは30種類も40種類も思い浮かびます。多くの可能性のなかから考えていくので、その分だけ悩みも増えるのです。しかし、経験が深いからこそ、それを解決する方法も多く知っています。悩んで、一つずつ可能性を消していって、その次にどうすればよいかを私たちは知っています。つまり、経験とともに治療に役立つ引き出しの数も増えていくわけです。また、知識や経験が多いからこそ「ここまでは私の担当範囲。ここからは別の専門の医師に任せるべき」という線引きも的確にできます。私は、この線引きができることも良医の条件の一つだと考えています。医師にとって、自分の能力を信じることは大切です。その一方で、自分の専門範囲を超えたと思ったら、いつまでも自分だけで抱え込まないですぐに適切な専門の医師に紹介することも重要なのです。

その線引きが明確にできないと、いつまでも悩みながら自分のところで長く診療し、最終的に重症化してからほかの専門医に紹介するようなことも起こってしまいます。その結果、適切な治療のタイミングを逃してしまい、患者に大きな不利益が生じることも起こりかねません。医師によってはプライドが邪魔をしてなかなかほかの医師に紹介するのをためらう人もいるかもしれませんが、危ないと思ったらすぐに大学病院などに紹介することがとても大切です。それは決して自分自身が医師として能力がないわけではなく、多くの経験を持つからこそ、迅速な紹介という適切な判断ができるのだと考えています。

私は診察時に、重症化するリスクがあるなど気になる症状がある患者には「翌日の朝一番でもう一度受診してください」と伝えています。そこで症状が悪化していなければよいのですが、万が一、重症化しそうな場合はその場ですぐに大学病院を紹介するなどの対応をとっています。ですから、朝一番の患者は重症化するリスクが高い患者が多くなっていて、自分の体調不良でもなかなか休診はできません。しかし、この対応を取っていることで、これまで何人も命が助かった患者がいました。やはり、自分自身のスキルを高めることと同様に、専門外だと感じたら迅速にほかの診療科を紹介することは大切だと思います。

ネットで出回るステロイド剤の副作用は大半がデマ

アトピー性皮膚炎の治療の基本は外用療法です。一般的には、ステロイド剤と保湿剤を併用することで症状を抑え、その後も再発しないように治療を継続します。しかし世間ではステロイド剤に対する偏見が根強く、子どもの患者を持つ親のなかには使用を拒む人がいます。親として治療法や薬剤に不安を覚えるのはごく自然な反応です。しかし、そのようなときこそ皮膚科の専門医や皮膚疾患ケア看護師などの専門家ときちんと話して、正しい情報を手に入れてほしいのです。

アトピー性皮膚炎の治療には、副腎皮質ホルモンを含む「コルチコステロイド」と呼ぶ外用剤を使用するのが一般的です。コルチコステロイド外用剤は強さによって5段階に分類され、最も強いⅠ群のStrongest、非常に強いⅡ群のVery Strong、強いⅢ群のStrong、中くらいでⅣ群のMedium、弱いⅤ群のWeakとなります。子どもの皮膚は大人に比べて薄く経皮吸収が良いので、顔にはⅣ群、体にはⅢ群の外用ステロイド剤を用いることが多いですが、症状、部位に合わせて医師が適切なランクの外用剤を用いて治療しています。

治療において大事なことは、コルチコステロイド外用剤を適切に使用するということです。しかしながらネットでは、コルチコステロイド外用剤に関する誤った投稿が拡散されています。その一例が「ステロイド剤を使うと色素沈着が起きるのでは」という内容です。コルチコステロイド外用剤では色素沈着は起こりません。色素沈着は炎症後色素沈着と呼ばれるもので、皮膚は炎症が起きると日焼けのあとに黒くなるように、肌を守ろうとしてメラニンを作って防御するのです。つまり、皮膚に炎症が起きているからこそ色素沈着が起こるわけであり、ステロイドを正しく使って一刻も早く炎症を抑えることが重要になります。

色素沈着以外でも一般の人が誤解しがちな副作用として、骨がもろくなることや顔が丸

図14 ステロイド外用剤の副作用の正誤

ステロイド外用剤による局所の副作用	ステロイド全身投与による全身の副作用	ステロイド忌避の患者が訴える間違った副作用
皮膚の萎縮、皮膚線条	感染症にかかりやすくなる	著明な色素沈着を起こす
局所の感染症の増悪 (細菌、真菌、ウイルス)	糖尿病、高血圧の発症	光に当たると 色素沈着を起こす
毛細血管拡張	消化性潰瘍の増悪	皮膚が象のように ゴワゴワになる
ステロイドざ瘡、毛包炎	骨粗鬆症の増悪	骨がもろくなる
紫斑	不眠、精神症状の発症	一度使うと やめられなくなる
酒さ様皮膚炎	脂質異常症 動脈硬化・血栓症の発症	身体に蓄積する
多毛	満月様顔貌、多毛、ざ瘡 緑内障	顔が丸くなる

著者作成

くなる、皮膚が象のようになるといったものがありますが、これらも誤解です。ステロイドを外用剤として使用した場合と内服や注射、点滴などで全身投与した場合とで副作用は変わります。骨がもろくなったり、顔が丸くなったりするなどの副作用は、外用剤による副作用ではなく内服など全身投与による副作用です。皮膚が薄くなる萎縮といった症状も一時的であり、治療が終われば改善します。

SNS上の情報に惑わされないための「だしいりたまご」

アトピー性皮膚炎は患者数も多く、悩んでいる人も多いことからか、インターネット上やSNS上で真偽が不確かな情報が多く流れていることを危惧しています。アトピー性皮膚炎の患者には、迷ったら皮膚科専門医や皮膚疾患ケア看護師などの専門家に質問し、正しい情報を得ることを意識してほしいと思います。治療が長期に及ぶと不安になり、テレビや新聞の情報（オールドメディア）や、最近ではインターネットやSNSなどで簡単に情報が収集されるために、誤った情報を信じてしまい、健康被害を受けるリスクが高くなります。

誤った情報に惑わされないための対策として「SNS医療のカタチ」から「だしいりたまご」が提唱されています。「SNS医療のカタチ」とは、SNSを通して根拠ある情報を発信している有志によるプロジェクトです。ここで提唱している「だしいりたまご」とは、「だ：誰が言っているのか？　し：出典はあるのか？　い：いつ発信されたか？　り：リプライ欄でほかの意見も見よう　た：叩き（攻撃）が目的ではないのか？　ま：まずはいったん保留しよう　ご：公的情報を確認しよう

「だ：誰が言っているのか？」は、その情報を発信している人が本当に専門家なのかを確認することが大切というメッセージです。専門家に見える場合でも、実際にはその分野の専門ではないこともあります。例えば医師であっても、診療科によって専門性は異なり、「皮膚科」「消化器内科」「小児科」など、それぞれ専門分野が明確に分かれています。医療の知識を持っているように見えても、発信している内容がその分野の専門に基づいているかどうかを確認することが大切です。

「し：出典はあるのか？」は、得た情報に対して「その出典が何か」「科学的な根拠があるのか」を常に確認する習慣が大切だという意味が込められています。どれほど優秀な専門家であっても、人間である以上は間違う可能性があります。もし出典が明示されていない場合、その情報が正しいかどうかほかの専門家によって検証されることが難しくなります。そのような場合には、「これはあくまで個人の意見かもしれない」というスタンスでとらえることも重要です。

「い：いつ発信されたか？」は、情報に接したらその都度、情報が「いつ発信されたものなのか」を確認することが大切だということを意味しています。当初正しいとされていたことでも、時間が経ち研究が進むにつれて「実は誤りだった」と判明することがあります。これは医療分野に限らず、あらゆる分野で見られる現象です。特に、新たな感染症が広まるような状況では、短期間に多くの新しい知見が得られるため、ほんの少し前の情報があとに評価される過程で変わることも十分に考えられます。そのため、情報を確認する際には「その情報が発信された時期」にも注意を払うことが重要です。

「り：リプライ欄でほかの意見も見よう」は、情報を拡散する前に、一度リプライ欄（返信欄）を見て「これは正確な情報だろうか？」と考える習慣をつけることが大切だという指摘です。SNSでは医療に関する誤った情報が広がることがしばしばありますが、リプライ欄をチェックすると専門家がその情報を否定していることもあります。ほかの人がその情報に対してどのような意見を持っているか、特に専門家の見解を確認することで、デマを見極める助けになります。

「た：叩き（攻撃）が目的ではないのか？」は、情報を拡散する前に一歩立ち止まって、投稿の目的が攻撃にあるのではないか、感情に流されていないかをもう一度考えることが大切という内容です。自分があまり好ましく思っていない人物がSNS上で批判されているのを目にすると、その情報が正しいかどうかを確認する前に、ついその批判を広めたくなることがあります。感情が先行してしまうことで、デマや誤情報が拡散されるリスクが高まります。そうならないためには、投稿の目的について冷静に考えることが重要です。

「ま：まずはいったん保留しよう」は、友人に見つけた情報をシェアしたり、リツイートしたり、実際にその情報を試してみたいと思う前に、一度「保留」にしようというメッセージです。すぐに行動に移す前に、その情報が本当に信頼できるものか、少し時間をかけて見直してみるのです。「これは有益だ」と感じた情報でも、時間が経つと新しい研究や事実が出てきて、評価が変わることがあります。急いで結論を出さず、冷静に情報を確認することが重要です。

「ご：公的情報を確認しよう」は、複数の専門家による共通認識や合意が反映された、公的な情報に頼ることの重要性を指摘しています。自分で論文などを確認できればそれがベストですが、誰にでもできるわけではありません。ならば、多くの専門家が合意した公的な情報を参考にすることが、最も安全で信頼性の高い方法なのです。

ＳＮＳでは科学的根拠がない誤った情報でも、多くの人が賛同している場合、正しい情報と勘違いしてさらなる拡散につながるリスクがあります。一方で、「だしいりたまご」でも指摘されているように、リプライ欄のなかには専門家が間違いを指摘していることも多く、間違いに気づく場合があります。

その点では情報の双方性がなく一方的な発信になりがちのテレビのほうがよほど危険です。実際にテレビの報道番組でコルチコステロイド外用剤のバッシングが報道され、修正されないためにステロイド忌避という悲しい事象が起きました。ぜひとも情報は正しい方法で取得して、自分で取捨選択してほしいと思います。自分で判断ができなかったり、分からないことがあったりする場合は、遠慮せずにかかりつけの皮膚科医に相談してください。

インターネットやＳＮＳなどの情報に関しては、私たちも今世間でどのような情報が多く発信されているのか、絶えずアンテナを張っておかなければならないと感じています。アンテナを張っておき、発信されている情報が正しいのか誤ったものなのか、見極めて正しく患者に伝えていくことも私たちの重要な役割だと考えているからです。

患者から何か質問されたときに、どこでその情報を得たのかを聞くとYouTubeやTikTok、Instagramなどが多くあります。そのようなときに、私たちがそうしたSNSから発信されている情報に触れたことがないと同じ目線に立って話すことができません。ですから、私たち自身が日頃からさまざまな情報に触れておくことも大切です。そうでなければ、なぜその情報が間違っているのか、どうしてそれを信じると危険なのかを説明することができません。

また、患者が真偽不明な情報をもとに質問してきた場合、頭ごなしにそれを否定することは問題です。そうすると患者は心を閉ざして、質問することをやめてしまうかもしれません。その結果、誤った情報に基づいた行動をとってしまい、治療に悪影響を及ぼすことがあります。アトピー性皮膚炎のような慢性的な病気においては、誤った治療法や民間療法に頼ることで、症状が悪化したり、治療が遅れたりするリスクが高まります。ですから、患者がSNSやインターネットから得た情報に対しては、まずその情報に耳を傾け、なぜそのような情報を信じているのかを理解することが大切です。

メンタル面でのサポートが治療効果を左右

アトピー性皮膚炎は長く付き合う病気だからこそ、メンタル面のケアも重要になります。時にはかゆみで眠れなかったり症状がつらいと感じたり、自分だけが苦しんでいると思い込んだりなど、メンタル面で落ち込むリスクは誰にでもあるからです。そのようなときに患者に寄り添うことも、私たちの重要な役割だと感じています。メンタル面でのケアやサポートは、患者と接する時間に限りがある医師よりも皮膚疾患ケア看護師などのほうが得意とする分野かもしれません。

私のクリニックで皮膚疾患ケア看護師の資格を持つ師長は「長年の経験で、患者を見ると『この人、何かあったな』ということが分かる」と言います。悩みを抱えて受診する人は、どこかつらいことを我慢しているようなそぶりが見られるからだそうです。

また「子どもの患者と接するときは、必ず母親など付き添いの親の様子を確認している」とも話します。例えば子どもがどうしても治療を嫌がったり、アトピー性皮膚炎のせいで学校に行けなくなったりなど、治療を続けるなかで苦しいことはあると思います。そのような場合、患者ではありませんが親の話を聞くこともあります。子どもの患者の場合、親のメンタルが落ち込んでいると、そのことが子どもの治療にも影響を及ぼすことがあるからです。

診察室で医師と話すとき、あるいは別室で皮膚疾患ケア看護師などと話すときは、どのような悩みでも話してほしいと思っています。時には、看護師などの前で泣くことがあってもいいのです。それで再び元気になれて、病気と向き合う気力が湧いてくるならば、それを受け止めることも私たちの役割だからです。

「病は気から」とよく言いますが、それは本当のことだと日々実感しています。特にアトピー性皮膚炎のように治療が長期にわたる病気では、メンタル面でのサポートが治療効果を大きく左右することがあるからです。また、ポジティブな気持ちや前向きな考え方が、治療への意欲を高め、実際の治療効果にも良い影響を与えることもあります。私が患者に趣味を見つけてそれを楽しむように勧めるのは、精神的な健康が身体の回復をサポートし、逆にストレスが症状の悪化を招くことをこれまでの経験で多く見てきたからです。

私自身、あるとき長年の親友を病で亡くし、それによって体調を大きく崩してしまったことがありました。コロナ禍の約3年間、一度もコロナウイルスには罹患しなかったのですが、このときばかりは精神的に落ち込んだせいか初めてコロナウイルスにかかってしまいました。そして、失意のままにクリニックを休診にして療養していると、まるで神様がそれまでがんばってきたご褒美をさずけてくれたかのようなことがありました。なんとその週にワールド・ベースボール・クラシック（WBC）で日本が優勝し、大谷翔平選手が帽子を空に投げる、まさに優勝の瞬間をテレビで観ることができたのです。大谷翔平選手をはじめとする日本人選手の活躍を見て元気をもらい、免疫力が回復したのか、しばらく休んだあとに回復して診療に戻ることができました。

ストレスで免疫力は低下しますが、反対に笑うと免疫力は上がります。アトピー性皮膚炎はかゆくてつらい病気ですが「病は気から」です。かゆみとうまく付き合う方法をかかりつけ医や皮膚疾患ケア看護師など、医療者と一緒に考えていってほしいと思います。人生はうまくいくことばかりではありません。ときにはつまずくこともあるかもしれませんが「それは将来よくなる準備」と前向きにとらえ、気負わずアトピーライフを楽しんで、ぜひ私たちと一緒に前を向いて治療に取り組んでほしいと思います。

私自身のメンタルの保ち方は、人とたくさん話すこと、そしてスポーツをして汗をかいてストレスを発散することです。私はこれまで人の縁によって、さまざまなシーンで助けられてきたと感じています。だからこそ、友人・知人とたくさん話し、遊び、そして私自身に汗への気づきを与えてくれたスポーツも大いに楽しみたいと考えています。

私は母校の大学でテニス部を創設しましたが、テニス部の友人や後輩たちは今でも大切な仲間です。テニス部の学生がクリニックの手伝いに来てくれることもありますし、毎年に1回は仲間たちを集めてテニスの大会を開催していますが、多くの人が参加してくれます。大会後は、部員たちを集めて福井県の温泉で大宴会を開きます。その席では参加してくれた学生たちに用意しておいた景品を配って盛り上がるなど、皆で楽しい時を過ごしています。

私にとって、こうした仲間たちと過ごす時間は、心身のリフレッシュとなるだけでなく、人生における大切な支えとなっています。忙しい診療の合間にも、こうして友人や後輩たちと定期的に会い、楽しい時間を共有することが、私のモチベーションを高める源になっているのです。また、スポーツを通じて汗をかくことや温泉に行ってサウナで汗をかくことなどは、私が提唱している「汗活」の実践にもつながります。

アトピー性皮膚炎を抱える患者にとっては、ストレスを上手に発散し、心と体のバランスを保つことがとても重要です。ですから、私自身がスポーツや仲間との交流を通じて実践しているように、アトピー性皮膚炎の患者は自分に合った方法でリラックスできる時間を持ち、心身の健康を保ってほしいと思っています。

アトピー性皮膚炎だったからこそ得られた貴重な経験

私がこの本を書いた動機の一つは、私自身が重度のアトピー性皮膚炎を患いながら、皮膚科専門医として多くのアトピー性皮膚炎を治療してきたという珍しい経験をしてきたことです。今でこそアトピー性皮膚炎であることに感謝し、日々を感謝して生きている私ですが、子どもの頃はアトピー性皮膚炎を恨んでいました。毎日毎日、眠れないほどのかゆみに悩まされ、大好きなスポーツをしてはかゆくなり、やはり大好きな犬と触れあってもかゆくなり「どうして自分ばかりこのようなつらい思いをしなければならないのだ」とアトピー性皮膚炎を心から恨んだものです。

しかし、あるとき私ともう一人、私よりも重症なアトピー性皮膚炎の皮膚科医の2人が、著名な皮膚科の医師から「アトピー皮膚科医がアトピーを語る」という実に興味深いテーマで講演する機会を得ました。そのときに言われたことは「君たちは、自分自身が患者だからこそ患者の気持ちを理解できる。それは、どれほど高名な皮膚科医にもできない、君たちだからこそできることだ。講演では、アトピー性皮膚炎の患者であり皮膚科医でもあるという特殊な立場であるからこそ気づけたことについて、自分の言葉で語ってほしい」というものでした。

このように言われたことは初めてだったので、私は驚いてしまいました。そこで、思い切ってアトピー性皮膚炎の患者だからこそ理解できることも含めて、自分の考えを話しました。その結果、その講演をきっかけに多くの人に私たちのことを知ってもらうことができ、アトピー性皮膚炎患者である皮膚科専門医としてその後も講演や執筆の依頼が来るようになったのです。そうして今では講演依頼も多く受けるようになったほか、長年の夢であった汗と発汗の違いなどに関するガイドラインの記載も叶い、こうして本を出版する機会も得ました。また、「汗活」なども提唱し、多汗症などについてメディアで話す機会も増えています。

最近では、皮膚疾患ケア看護師でもある妻と2人で看護学校や看護学科の講義などに呼ばれる機会も増えました。診療に加えて全国で講演や講義を行うことで多忙にはなりますが、今はこうした機会をとても楽しく感じ、苦労と感じることはありません。また、テニスなどを通して若い人たちからパワーをもらっていると実感しているので、若い人への教育にも力を入れています。毎年年に1回、医学部の3年生を対象にアトピー性皮膚炎の講義を行っていますが、そこで自分自身の体験を交えてさまざまな話をしています。学生たちにはこのような医者もいるということを知ってもらい、ロールモデルの一つにしてもらうことができればうれしいと感じています。

多くの貴重な経験ができたのは、すべて私自身がアトピー性皮膚炎の患者だったからです。そもそも、医師の家系でも身内に医療関係者が多いわけでもない私が医師を目指したのは、自分自身がアトピー性皮膚炎だったことがきっかけです。自分自身がアトピー性皮膚炎に悩まされているときに、貧しい人々や弱い立場の人々に寄り添った治療を行う赤ひげ先生の物語を知り、自分もそのような医師になりたいと考えて医師を目指しました。そして、決して経済的に豊かとはいえない環境だったものの、運の良いことに医師の道を歩めることになりました。

私がアトピー性皮膚炎を患っていなければ、今のような視点や患者との深い共感は得られなかっただろうと思います。皮膚科医としての知識や技術だけでなく、自分自身が患者として感じた苦しみや葛藤、そしてそこから得た経験こそが、私の診療において最も大きな強みとなっています。医師としてのキャリアを積むなかで、アトピー性皮膚炎が私にとってはただの「病気」ではなく、人生の中で非常に大切な教訓を与えてくれたものであると考えるようになりました。

私がアトピー性皮膚炎であったことは、間違いなく人生の試練でしたが、その試練が私を医師として成長させてくれたと感じています。今振り返ってみて、小学生の頃の自分に「今はつらくてアトピー性皮膚炎を恨んでいるかもしれないけれど、いつかアトピー性皮膚炎に感謝するようになるよ。だから、負けずにがんばって」と伝えたいと思います。そして、同じことをアトピー性皮膚炎に悩んで今、この本を読んでいるすべての人にも伝えたいと思っています。世の中には、このような数奇な運命をたどったアトピー性皮膚炎患者もいるのです。だからこそ、全国のアトピーっ子たちには、負けずにがんばってほしいと思います。

もしも、今現在アトピー性皮膚炎に悩んでいる人がいるとしたら、「今はつらくても、その先には必ず希望がある」と伝えたいと思います。アトピー性皮膚炎と向き合う日々がたとえ大変でも、決してあきらめないでください。未来には、きっと光が見えるときが来ます。自分に合った治療法を見つけ、信頼できる医師や周りのサポートとともに、少しずつ前に進んでいってください。読者が元気に、笑顔で日々を過ごせることを願っています。

おわりに

アトピー性皮膚炎と多汗症と並ぶ私のライフワークに、テニスの大会である「充和会杯」があります。これは、今は亡き私の恩師である丸尾　充先生にちなんだテニスの大会です。

丸尾先生は、私が現在院長を務めているクリニックの初代院長です。私は丸尾先生に、皮膚科医としてさまざまなことを教えてもらい、まさに医師としての土台を築いてもらいました。丸尾先生は大学を辞したあとに地域で開業し、地域医療に邁進していましたがあるとき病に倒れてしまったのです。肺がんでした。私は丸尾先生から「一緒にクリニックで地域医療を支えてほしい」と依頼されました。私は当時、母校の大学で講師をしていました。もともと私は、地域で直接患者を治療するよりも、基礎的な研究に従事することで患者の役に立ちたいと考えていました。1期生として入学した大学で努力して、研究者として道を切り拓きたいと考えていたのです。しかし、丸尾先生ががんになったという報告を聞き、先生に恩返しができるのは今しかないと感じました。そこで大学を辞める決心をして、丸尾先生が治療に専念できるよう、丸尾先生の妻である皮膚科医の真理子先生と2人でクリニックを支えることになりました。

このとき私は、丸尾先生がきっと闘病を経て再び診療に戻ってきてくれることを信じて疑いませんでした。ですから、さまざまな困難はあったものの、なんとか真理子先生と2人で診療を継続していったのです。しかし、願いは叶わず先生は闘病の末に亡くなってしまいました。その後、丸尾先生の代わりに私が院長、真理子先生が副院長として医療法人を設立し、先生の志を継いでいくことになったのです。

医療法人を設立した際に、法人名として名付けたのが「充和会」です。これは、丸尾先生の名前である充という字と私の名前である「和守」から名付けました。この法人では、丸尾先生が目指した「人に優しいクリニック」という思いを継承して診療を続けています。

この丸尾先生が亡くなったときに残した言葉が「葬式ではなく、テニス大会をしてほしい」というものでした。この遺志を継いで開催したのが、2001年に開かれた「第1回丸尾杯」です。このときは、丸尾先生のテニス仲間が全国から総勢64人も集まりました。以来20年以上、途中で「充和会杯」と名前は変わったものの、毎年全国から仲間が集まってテニス大会を開いています。これは今では私のライフワークとなり、自分の命が続く限り開催したいと思っています。丸尾先生をはじめとして、テニスを通して交友を続けている友人たち、その他日々の診療や勉強会、学会などで交友のある人たちなど、人の輪は私の人生の最大の財産です。これらがあるからこそ、私は今日まで診療を継続できたと確信しています。アトピー性皮膚炎の治療は日々、進化しています。この本を執筆中の2024年の秋にはブイタマー®と呼ばれるアトピー性皮膚炎と尋常性乾癬に保険適用がある新規の外用剤が発売予定で、医学は日進月歩です。今後、新しい有望な薬剤が開発され、医師の手持ちの札が増えて、選択肢が増えることで、アトピー性皮膚炎の患者に福音をもたらすことを期待しています。

本書は、皮膚科医であり重症のアトピー性皮膚炎患者でもある私にしか体験できなかったことや考えなどを通して、日本全国のアトピー性皮膚炎患者へエールを送るつもりで執筆しました。アトピー性皮膚炎で悩んでいる人は一人で悩まず、ぜひとも皮膚科医や皮膚疾患ケア看護師に相談し、彼らの知識を活用してください。

この本を読んでいるアトピー性皮膚炎の読者が将来、アトピー性皮膚炎で良かったと思える日がくることを切に願います。どうか人生をポジティブに楽しんでください!

石黒和守（いしぐろ　かずもり）

福井医科大学を卒業後、福井医科大学大学院修了、医学博士号（甲1号）を取得する。福井医科大学皮膚科副科長、丸尾皮膚科クリニック副院長を経て、2002年、医療法人充和会を創設し、医院名を丸尾皮膚科から石黒皮膚科クリニックに変更。自身も幼少期よりアトピー性皮膚炎を患っていた経験から患者に寄り添うことができる、「かゆみの分かる医者」として治療にあたっている。

本書についての
ご意見・ご感想はコチラ

“前向き”アトピーライフ

2025年2月28日　第1刷発行

著　者　　石黒和守
発行人　　久保田貴幸

発行元　　株式会社 幻冬舎メディアコンサルティング
〒151-0051　東京都渋谷区千駄ヶ谷4-9-7
電話　03-5411-6440（編集）

発売元　　株式会社 幻冬舎
〒151-0051　東京都渋谷区千駄ヶ谷4-9-7
電話　03-5411-6222（営業）

印刷・製本　中央精版印刷株式会社
装　丁　　弓田和則

検印廃止

ISBN 978-4-344-94890-7 C0047
幻冬舎メディアコンサルティングＨＰ
https://www.gentosha-mc.com/